CB004778

A FÓRMULA MÁGICA

PARA

INVESTIR
COMO UM
PROFISSIONAL

*Cinco passos para escolher
ações lucrativas*

JOSHUA PEARL
JOSHUA ROSENBAUM

Tradução
Maria Silvia Mourão Netto

Benvirá

Direção executiva Flávia Alves Bravin
Direção editorial Ana Paula Santos Matos
Gerência editorial e de produção Fernando Penteado
Gerenciamento de catálogo Clarissa Oliveira
Edição Clarissa Oliveira
Produção Rosana Peroni Fazolari

Tradução Silvio Antunha
Revisão Mauricio Katayama
Diagramação Sbnigri Artes e Textos Ltda.
Capa Tiago Dela Rosa
Impressão e acabamento Edições Loyola

Dados Internacionais de Catalogação na Publicação (CIP)
Odilio Hilario Moreira Junior - CRB-8/9949

P192f Pearl, Joshua

A fórmula mágica para investir como um profissional: Cinco passos para escolher ações lucrativas / Joshua Pearl, Joshua Rosenbaum; traduzido por Silvio Antunha; preparado por Gabriela Ghett. – São Paulo: Benvirá, 2022.

240 p.

Tradução de: *The little book of investing like the pros*

ISBN 978-65-5810-033-1 (Impresso)

1. Finanças pessoais. 2. Investimentos. 3. Ações. 4. Negócios. 5. Administração. 6. Bolsa de valores. 7. Riqueza. 8. Patrimônio. I. Rosenbaum, Joshua. II. Antunha, Silvio. III. Ghett, Gabriela. IV. Título. V. Série.

2022-2548	CDD 658
	CDU 65

Índices para catálogo sistemático:

1. Administração	658
2. Administração	65

1ª edição, janeiro 2023 | 2ª tiragem, julho de 2023

Todos os direitos reservados à Benvirá, um selo da Saraiva Educação.
Av. Paulista, 901, 4º andar
Bela Vista – São Paulo – SP – CEP: 01311-100

SAC: sac.sets@saraivaeducacao.com.br

CÓD. OBRA	708536	CL	671056	CAE	799498

Sumário

Veja também o material exclusivo à edição brasileira disponível no Saraiva Conecta:

https://somos.in/FMIP1

Agradecimentos

Somos profundamente gratos aos inúmeros colegas, pares e amigos que forneceram orientações e sugestões, além de trabalhar duro para tornar este livro realidade.

Agradecemos especialmente aos cofundadores da Brahman Capital. Depois dos meus [JP] muitos anos em investimentos bancários, eles me deram a oportunidade de me tornar um investidor profissional. Depois de abrir a porta para o mundo dos investimentos, eles me ajudaram a expandir o meu conjunto de habilidades e ofereceram conselhos sábios por muitos anos. As décadas de experiência e sabedoria deles foram inestimáveis no desenvolvimento da minha carreira. Eu e a minha família somos eternamente gratos a eles.

Dois dos meus mentores [JP], Jeff Schachter e Mitch Julis, que também são amigos íntimos um do outro, foram influências incríveis para este livro, que simplesmente não poderia ter sido concluído sem o apoio e incentivo deles ao longo do caminho. Tentei imitar esses dois e espelhar a maneira como eles pensam, agem e vivem. Ambos são *"mensches"*[1] em todos os sentidos da palavra.

---

1 Em alemão e em iídiche, a palavra *mensch* significa "ser humano", mas a concepção judaica do termo quer dizer "honesto, justo, generoso e transparente" (N.E.).

A nossa visão para este livro não poderia ter se realizado sem a ajuda de Raymond Azizi, da Weiss Multi-Strategy Advisers, cujos insights, experiência e pesquisa primária a respeito de investimentos foram inestimáveis. Ray está entre os gerentes de portfólios mais talentosos que conhecemos e é como se fosse um terceiro coautor do título. E, mais importante ainda, ele é um dos nossos amigos mais próximos. Joseph Gasparro, do Credit Suisse, foi fundamental no processo editorial e de produção, inclusive na racionalização e no refinamento do produto final. Joe tem uma vasta rede, uma abordagem firme e uma capacidade inata de fazer as coisas. Ele tem sido um verdadeiro parceiro para nós há muitos anos.

Gostaríamos de destacar as valiosas contribuições feitas por Brian Johnson, do Barclays, e Dan Levy, do Credit Suisse, ambos analistas de pesquisa de ações altamente conceituados. As contribuições multidimensionais, o entusiasmo inabalável, os insights e apoio deles foram nada menos que exemplares.

Agradecimentos especiais para Rodney O'Neal, CEO aposentado da Delphi Automotive, e para o presidente aposentado Jack Krol, por servirem de inspiração para o nosso estudo de caso e por ajudarem a guiar a narrativa ao longo do caminho. Kevin Clark, CEO da Aptiv, Rajiv Gupta, presidente, Sean Mahoney, membro do conselho, e Elena Rosman, de relações com investidores, pastorearam o nosso livro internamente, forneceram sábio feedback e garantiram que os detalhes fossem precisos.

Didric Cederholm forneceu um insight profundo sobre o processo de falência da Delphi e facilitou o acesso a muitos dos principais envolvidos. A equipe da Silver Point Capital, composta pelo cofundador Ed Mulé e por Jeff Forlizzi, providenciou uma perspectiva completa do pano de fundo da história da Delphi, inclusive do processo de trabalho intensivo rumo à robusta criação de valor para os acionistas.

Jeremy Weisstub ofereceu sólidos insights técnicos e nos ajudou a digerir conceitos complexos em termos para leigos. Milwood Hobbs Jr., mentor e colega desde os primeiros tempos em investimentos bancários, forneceu feedback construtivo e foi fundamental para que as pessoas certas participassem do livro. Como se não bastasse, ainda é valioso amigo e parceiro, passados mais de quinze anos.

Gostaríamos de agradecer à excelente equipe da Wiley, que é nossa parceira há mais de uma década em todos os nossos livros e cursos. Bill Falloon, nosso editor de aquisições, nos trouxe para a família Wiley e jamais vacilou em sua visão e em seu apoio. Ele tem sido uma liderança forte ao longo dos anos e se tornou um amigo de verdade.

Matt Holt, nosso editor, defendeu o livro tanto interna quanto externamente. Michael Henton, Steven Kyritz, Michael Freeland, Susan Cerra e Purvi Patel trabalharam diligentemente para que todos os detalhes fossem abordados, facilitando um processo de produção editorial tranquilo. Jean-Karl Martin, nosso gerente de marketing, nos ajudou a concretizar nossa visão por meio de sua criatividade e olhar providencial.

Também queremos expressar imensurável gratidão às nossas famílias e aos amigos Masha, Jonathan e Olivia, Margo e Alex: muito obrigado pelo apoio, paciência e sacrifício. Vocês sempre estiveram em nossos corações e mentes enquanto trabalhávamos diligentemente para produzir um livro que nos deixaria orgulhosos.

Este livro não poderia ter sido concluído sem os esforços das seguintes pessoas: Raymond Azizi, *Weiss Multi-Strategy Advisers*; Nadav Besner, *Sound Point Capital*; Didric Cederholm, *Lion Point Capital*; Maimi Chow, *Time Warner, Inc.*; Christopher Clark, *Soros Capital Management*; Kevin Clark, *Aptiv PLC*; Juan Pablo Del Valle Perochena, *Orbia Advance*; Michael Evelson, *Kingdon Capital Management*; Bryan Fingeroot, *Raymond James*; Jeff Forlizzi, *Silver Point Capital*; Joseph Gasparro, *Credit Suisse*; Joshua Glassman,

Goldman Sachs; Greg Gliner, *Ironwall Capital Management*; Michael Goody, *Scharf Investments*; Steven Gordon, *J. Goldman & Co.*; Michael Groner, *Millennium Partners*; Rajiv Gupta, *Aptiv PLC*; Tim Hani, *Bloomberg*; Han He, *Oaktree Capital Management*; Milwood Hobbs, Jr., *Oaktree Capital Management*; Benjamin Hochberg, *Lee Equity Partners*; Cal Hunter, *Barnes & Noble*; Robert Jermain, *SearchOne Advisors*; Brian Johnson, *Barclays*; Mitchell Julis, *Canyon Partners*; Jennifer Klein, *Sequence Capital*; Jack Krol, *Delphi Automotive*; Shaya Lesches, *Young Jewish Professionals*; Marshall Levine, *GMT Capital*; Dan Levy, *Credit Suisse*; Jonathon Luft, *Eagle Capital Partners*; Peter Lupoff, *Tiburon Family Office*; Sean Mahoney, *Private Investor, Aptiv PLC*; David Marino, *BGC | MINT Equities*; Dave Miller, *Elliott Management*; Edward Mule, *Silver Point Capital*; Rajeev Narang, *Hudson Bay Capital*; Justin Nelson, *J.P. Morgan*; Rodney O'Neal, *Delphi Automotive*; Daniel Reichgott, *Federal Reserve Bank of New York*; Eric Ritter, *Needham & Company*; Elena Rosman, *Aptiv PLC*; Jeff Schachter, *Crawford Lake Capital*; Howard A. Scott, *Park Hill Group*; Hooper Stevens, *Sirius XM*; Anne Tarbell, *Trian Fund Management*; Jeremy Weisstub, *Aryeh Capital Management*.

Prefácio

Howard Marks
Copresidente e cofundador da Oaktree Capital Management

Em 2011, escrevi um livro chamado *The Most Important Thing: Uncommon Sense for the Thoughtful Investor*. Eu pretendia que o título fosse um pouco irônico, já que na atividade de investir não existe "a" coisa mais importante. Um grande número de elementos deve ser levado em consideração em cada tomada de decisão de investimento, e o processo precisa ser amplo e ao mesmo tempo detalhado, metódico e criativo.

Como os potenciais investidores ou aqueles já encaminhados poderiam aprender a respeito de todos esses elementos, além de incorporá-los em suas metodologias? *A fórmula mágica para você investir como um profissional*, de Joshua Pearl e Joshua Rosenbaum, é uma excelente fonte de ajuda nesse sentido. O livro rapidamente fará com que o potencial investidor no mercado de ações inicie a curva de aprendizado.

A verdade é que eu nunca tinha visto um livro que fornecesse ao mesmo tempo uma orientação tão completa e ponderada sobre o processo de investir. Trata-se de um manual claro, lógico, bem organizado e conciso sobre o que os investidores precisam saber. Começa no princípio: com a identificação e a triagem dos potenciais investimentos. Em seguida, avança para o estudo das finanças das empresas em questão e do potencial de seus negócios. Depois, passa para a etapa essencial de verificar se os atributos identificados são altamente valorizados no preço da ação ou se foram barganhados. E conclui fazendo reflexões sobre como determinar o papel que a ação pode desempenhar no portfólio do investidor. O livro ilustra essas lições por meio do exemplo de empresas que são apresentadas ao longo do texto.

O resultado para mim é que a *A fórmula mágica para investir como um profissional* oferece uma introdução descomplicada para um assunto que está longe de ser simples. O desempenho superior no competitivo campo dos investimentos exige a cobertura dos elementos básicos com os quais os investidores mais experientes estão familiarizados e o domínio das nuances que levam ao sucesso somente quando o investidor as entende melhor do que os outros.

Identificar e aprender a lidar com a primeira parte permitirá que o leitor reflita bem sobre a última. Fico feliz que este livro esteja disponível para acelerar o progresso do leitor. O livro faz um excelente trabalho de apresentar as decisões que devem ser tomadas. Você descobrirá que aprender a fazer boas decisões é um trabalho fascinante que dura a vida inteira.

Aviso legal

Opiniões expressas

Todas as opiniões aqui expressas são dos autores, na data de publicação, e não representam as opiniões de seus respectivos empregadores atuais ou anteriores, ou de qualquer entidade da qual os autores foram, são ou serão afiliados. As informações e as opiniões aqui expressas estão sujeitas a alterações a qualquer momento, sem aviso prévio. Os autores, a John Wiley & Sons, Inc. (a editora original) e a Editora Benvirá não têm nenhuma obrigação de atualizar ou corrigir qualquer informação fornecida neste livro.

Conteúdo apenas informativo; não damos nenhum conselho de investimento

As informações fornecidas neste livro são apenas para fins informativos gerais, não são e não devem ser consideradas como "consultoria de investimento" ou "recomendação" de qualquer tipo (seja de investimento, financeiro, contábil, fiscal ou jurídico), nem como "material de marketing" de qualquer tipo. Este livro não fornece recomendações ou pontos de vista sobre se uma ação ou abordagem de investimento é adequada às necessidades financeiras de um indivíduo específico. As suas necessidades, os seus objetivos e as suas circunstâncias são únicos e podem exigir a atenção individualizada de um consultor financeiro credenciado.

Referências e exemplos meramente ilustrativos

Todo e qualquer exemplo aqui incluído é apenas para fins ilustrativos, não constitui recomendação de qualquer tipo e não pretende refletir os resultados que talvez você espere alcançar. Qualquer referência a alguma empresa neste livro não pretende se referir nem deve ser considerada endosso de qualquer ação, marca ou produto.

Exatidão das informações

Embora as informações aqui fornecidas sejam obtidas ou compiladas de fontes consideradas confiáveis, os autores não podem e não garantem a exatidão, a validade, a atualidade ou a integridade de quaisquer informações ou dados disponibilizados a você, para qualquer finalidade específica. Nem os autores, nem a editora serão responsáveis ou terão qualquer responsabilidade de qualquer tipo por qualquer perda ou dano que você incorra em caso de erros, imprecisões ou omissões.

Risco

Investir envolve riscos, inclusive possível perda de capital. O investidor deve considerar cuidadosamente seus próprios objetivos e riscos de investimento antes de investir. Não existe garantia de que os investimentos resultarão em lucros, nem que não resultarão em perdas. Todos os investidores precisam entender completamente os riscos associados a qualquer tipo de investimento que decidam fazer. Fatores econômicos, condições de mercado e estratégias de investimento afetarão o desempenho de qualquer portfólio, e não existem garantias de que ele poderia igualar ou superar qualquer indicador (*benchmark*) específico.

Confiabilidade

Os autores não serão responsáveis, seja por contrato, ato ilícito – inclusive (mas não limitado a) negligência – ou omissão, por qualquer dano, despesa, ou outra perda que você possa sofrer decorrente ou em conexão com qualquer informação ou conteúdo aqui fornecido, ou pela confiança que você possa depositar em tais informações, no conteúdo, ou em opiniões. Quaisquer investimentos que você fizer serão de sua inteira responsabilidade e risco.

Isenção de garantia e limitação de responsabilidade

Em nenhum caso os autores, a editora, suas afiliadas ou quaisquer outras partes serão responsáveis perante você por quaisquer danos diretos, indiretos, especiais, consequenciais, incidentais ou quaisquer outros danos de qualquer tipo.

Introdução – Por que este livro é diferente de todos os demais livros sobre investimentos?

Como você já deve ter notado, existem por aí muitos livros sobre investimentos. Vários deles foram escritos por alguns dos maiores investidores do mundo. Então, por que você deveria ler o nosso?

Investir em ações é mais importante do que nunca, seja direta ou indiretamente, por meio de contas em corretoras, fundos negociados em bolsas (ETFs), fundos mútuos ou planos de aposentadoria. Apesar disso, a grande maioria dos investidores individuais não tem treinamento a respeito de como escolher ações e muito menos educação financeira básica. E, até agora, não havia nenhum recurso realmente acessível e fácil de entender disponível para ajudá-los. *A fórmula mágica para investir como um profissional: cinco passos para escolher ações lucrativas* foi escrito para preencher essa lacuna.

Acreditamos que a simplicidade e acessibilidade da nossa estrutura de escolha de ações seja verdadeiramente única. Usando exemplos do mundo real e modelos existentes em Wall Street e utilizados pelos profissionais, ensinamos você a escolher ações de maneira altamente lógica, passo a passo. O nosso objetivo é direto: transmitir as habilidades necessárias para você encontrar ações de alta qualidade enquanto protege seu portfólio com as melhores práticas de gestão de risco.

Nossa abordagem prática foi projetada para desmistificar o processo de investir, que pode ser intimidante. Esse treinamento ajudará você a se diferenciar dos outros, que em sua grande maioria estão tateando.

Pilotos necessitam de treinamento exaustivo antes de receber a habilitação. Médicos devem se formar na faculdade e fazer residência por vários anos. Mesmo aqueles que fornecem consultoria de investimento profissional precisam ter certificação. Mas qualquer pessoa pode comprar ações sem nenhum treinamento. Embora a compra de ações com base em palpites e intuições não coloque sua vida em perigo, certamente pode pôr suas finanças em risco.

Em nosso primeiro livro, o best-seller *Investment Banking: Assessment, Leveraged Buyouts e Mergers & Acquisitions*, desenvolvemos um guia altamente prático sobre valoração e finanças corporativas. Nossa abordagem passo a passo de como fazer isso repercutiu em um público bastante amplo, vendeu mais de 200 mil cópias e continua indo bem. Embora esse livro tenha sido desenvolvido principalmente para os operadores dos bancos de investimentos, também chamou a atenção dos investidores profissionais.

Também recebemos feedback positivo de investidores principiantes, que buscam entender as técnicas de valoração de Wall Street. Dificilmente passava um dia sem que familiares e amigos nos perguntassem sobre ações populares como as do Facebook (FB), Amazon (AMZN), Apple (AAPL), Netflix (NFLX), e Google/Alphabet (GOOG), coletivamente conhecidas como FAANG. A linha de questionamento mais popular ficava centrada no fato de uma ação como a AMZN ser negociada a US$ 1.848 enquanto uma FB era vendida por US$ 205, dando a entender que essa última seria uma pechincha devido ao preço mais baixo.

Embora seja apenas um exemplo, o predomínio desse tipo de pensamento foi mais uma inspiração para escrevermos este livro. Nota: se não está claro por que é fundamentalmente equivocado comparar AMZN e FB com base no preço das ações em oposição a lucros, modelo de negócios, tendências de desempenho e outras métricas importantes, então este livro definitivamente é para você. E, mesmo que você esteja certo a respeito disso (e sobre mais algumas coisas), temos uma estrutura para ajudar a levá-lo ao próximo nível!

Com a ajuda de dezenas de investidores experientes, desenvolvemos essa estrutura concisa de cinco passos para escolher ações em *A fórmula mágica para investir como um profissional*, buscando ideias de investimento, identificando as melhores oportunidades, realizando a *due diligence*, determinando a valoração e tomando a melhor decisão de seguir ou não em frente. Também concebemos importantes técnicas de construção de portfólios e gestão de risco. Para auxiliar no seu desenvolvimento, fornecemos modelos de valoração, modelagem financeira e gestão de portfólios do mundo real em nosso site: www.investinglikethepros.com.

Nossa estrutura de cinco passos foi projetada para ser suficientemente replicável e flexível para vários estilos de investimentos baseados em fundamentos. Em especial, ela inclui investimentos em valor, crescimento, crescimento a preço razoável (GARP)[1], somente longos, longos/curtos, direcionados a eventos/situações especiais, e de alto risco. Todas essas estratégias de investimento compartilham o objetivo comum de desenterrar ações com potencial significativo de valorização, muitas das quais são incompreendidas, ignoradas ou subestimadas pelo mercado.

Pensamos em simplificar o processo de investimento por causa de um campo de atuação que sem dúvida hoje em dia é mais

---

[1] Empresas com crescimento consistente acima do mercado, aliado a níveis de valorização atraentes.

nivelado do que nunca. Historicamente, a discrepância no acesso à informação entre os investidores institucionais e os investidores individuais representava uma enorme barreira. Os investidores individuais geralmente não sabiam como ou onde acessar dados relevantes.

Hoje em dia, todos os investidores têm acesso sem precedentes a informações e recursos graças a requisitos de divulgação e desenvolvimentos tecnológicos mais estritos. Existem ferramentas poderosas na esfera pública para identificar, investigar e executar decisões de investimento de forma mais bem informada. Porém, é fundamental que se tenha treinamento adequado sobre como usá-las. E é aí que entra o nosso livro, oferecendo uma estrutura para a identificação de oportunidades no meio das milhares de empresas de capital aberto do mercado.

A aplicação bem-sucedida das nossas técnicas requer ajustes finos à medida que você ganha experiência com decisões de investimento do mundo real. Com o tempo, você desenvolverá a sua própria abordagem e o seu próprio estilo, inevitavelmente emprestados da sua vida profissional e pessoal. Grandes ideias de ações muitas vezes são inspiradas por observações e paixões cotidianas. Seu eventual portfólio certamente refletirá sua formação acadêmica, sua experiência no setor, seus interesses externos e seus hobbies. Você tem experiência em algum setor específico da indústria? Existe algum tópico, algum segmento ou alguma tendência que te fascina?

Claro, este é apenas o início de um processo contínuo. A jornada para você se tornar um investidor de sucesso não é nada fácil. Dar o próximo passo dependerá do seu próprio trabalho duro, da sua diligência, do seu julgamento e das suas habilidades analíticas. Você também precisa se sentir confortável para cometer erros desde o começo. Concentre o seu foco em melhorar o processo contra o resultado. Muitas vezes, mesmo os profissionais aprendem lições valiosas com seus investimentos *perdedores*, mais do que com seus *vencedores*.

Em um mundo em que o investimento passivo tem proliferado, vale a pena revisitar as virtudes do investimento ativo. O primeiro é exatamente o que parece: você terá um desempenho alinhado com o mercado/setor, para melhor ou para pior. Essas metas funcionam para muita gente. Por isso o advento do investimento passivo como acessório permanente. Mas grande parte dos investidores busca retornos superiores, o que exige uma abordagem ativa.

A abordagem passiva trata igualmente as ações boas e ruins ao alocar capital em um fundo indexado, ou ETF de setor. O bom senso dita que uma abordagem superior visaria os investimentos vencedores e buscaria evitar os perdedores para gerar retornos acima do mercado. Por exemplo, quando o varejo físico começou a desaparecer diante do comércio eletrônico, um ETF vinculado ao S&P 500 manteria você investido em um setor de baixo desempenho. Então, por que não usar a sua curiosidade natural, a sua inteligência e as ferramentas do nosso livro para aspirar a um desempenho melhor?

Um rápido aviso antes de começarmos. Embora tenhamos procurado destrinchar o mundo altamente complexo dos investimentos, só conseguimos simplificar até certo ponto. Ao longo do caminho, você precisará pesquisar e aprimorar alguns termos e conceitos básicos. Isso se estende a cálculos contábeis e financeiros rudimentares. O investimento adequado é um empreendimento sério e requer um compromisso real. Acreditamos, porém, que as recompensas potenciais valem o esforço.

Estrutura do livro

Este livro está organizado em cinco capítulos, que correspondem aos cinco passos da nossa estrutura. Usamos exemplos do mundo real para dar vida a esses conceitos.

Nosso principal estudo de caso se concentra na Delphi Automotive, um fornecedor automotivo global que foi a empresa predecessora do que agora são duas entidades distintas depois de uma cisão livre de impostos em dezembro de 2017[2]. Atualmente, essas entidades negociam independentemente como Aptiv (APTV) e Delphi Technologies (DLPH).

Ao longo do livro, focamos a oportunidade que os investidores enfrentaram na oferta pública inicial (IPO) da Delphi Automotive em novembro de 2011. Na época da divisão da empresa em 2017, aqueles que investiram desde o início ganharam quase cinco vezes o dinheiro aplicado. Usando nossa estrutura de forma ilustrativa, levamos você de volta no tempo pelo processo que ajudou a descobrir, analisar, valorizar e abençoar essas ações.

A Delphi foi uma oportunidade didática de reestruturação e recuperação. Antes de declarar falência em 2005, a empresa tinha um modelo de negócios fragmentado, com uma estrutura de custos pouco competitiva e passivos onerosos. A Delphi usou o processo de falência para racionalizar suas linhas de produtos, vender negócios não competitivos e migrar a manufatura para países de melhor custo (BCCs). As principais acionistas da Delphi, a Silver

---

2 A partir de dezembro de 2017, a Delphi Automotive se dividiu em duas empresas separadas por meio de uma cisão livre de impostos de seu segmento de propulsão (*Powertrain Segment*). Este foi renomeado para Delphi Technologies. Os segmentos de arquitetura elétrica/eletrônica (*Electrical/Electronic Architecture*) e de eletrônica e segurança (*Electronics & Safety*) foram renomeados como Aptiv. Falaremos mais sobre isso adiante...

Point Capital e a Elliott Management, desempenharam um papel fundamental na recuperação, trabalhando com o CEO Rod O'Neal e a equipe de gestão para transformar a companhia. A estratégia reconfigurada para a "Nova Delphi" centrou-se na tecnologia e nos três temas centrais de "Segura, Verde e Conectada".

Quando a Delphi surgiu, ela apresentava um portfólio de produtos com foco, uma estrutura globalmente competitiva em termos de custos e um balanço patrimonial remodelado. A empresa também tinha uma base de acionistas concentrada, que era muito ativa na busca da criação de valor. Ao longo do tempo, esses acionistas principais seriam vendedores naturais, em função do desempenho das ações da Delphi.

Como parte do plano de criação de valor, os principais acionistas montaram um conselho de gestão de categoria mundial, composto por CEOs de empresas de capital aberto, veteranos da indústria automotiva e especialistas de área altamente experientes (por exemplo, em tecnologia, recursos humanos, mercado de capitais e fusões e aquisições). Jack Krol, ex-presidente e CEO da DuPont, foi nomeado presidente do conselho e desempenhou um papel central. Sua trajetória como diretor-chefe da Tyco International, onde supervisionou uma bem-sucedida reforma corporativa, foi um fator-chave na decisão dos principais acionistas de colocá-lo a bordo. Ele e seus colegas de diretoria foram fundamentais no trabalho com a gestão no desenvolvimento da estratégia de alocação de capital, de preparação da IPO e das mensagens aos investidores.

A Delphi também surgiu com um regime tributário mais competitivo na época, devido ao seu status de contribuinte do Reino Unido. Com uma lufada de ventos a favor, um fosso econômico (vantagem competitiva) forte, finanças aprimoradas e uma valoração atraente, em suma, existiam várias maneiras de o investidor ganhar. Existiam também muitos riscos a considerar. Você só tinha que saber o que procurar e como fazer o trabalho

No final de 2011, a Delphi abriu seu capital com o preço de US$ 22 por ação. A nova estratégia seria duradoura nos vários anos seguintes, persistindo muito tempo depois que O'Neal passasse as rédeas para o CFO Kevin Clark, em 2015. Ao longo do caminho, foram adotadas inúmeras iniciativas estratégicas que criaram valor significativo para os acionistas, culminando com a cisão livre de impostos do segmento de sistemas de propulsão da Delphi em 2017.

No final de 2017, pouco antes da separação da Delphi em duas entidades, as negociações estavam acima de US$ 100 por ação. Os investidores que aproveitaram a oportunidade na IPO da Delphi foram recompensados com um retorno de 375%. Isso representou um retorno anualizado de 30%, contra o S&P 500 em 13%.

Nossa abordagem de cinco passos para a escolha de ações foi projetada para ajudar você a descobrir a Delphi Automotive que veio em seguida. Ela também auxilia a entender as posições de ações da companhia ao longo do caminho. Por exemplo, em 2018, o mercado automotivo começou a mostrar sinais de desaceleração cíclica. Conforme será discutido no "Post mortem", o negócio de propulsão recém-criado, a Delphi Technologies, também sofreu alguns ferimentos autoinfligidos e dificuldades relacionadas à área de cobertura geográfica. Nosso sistema de monitoramento ativo e de sinais de alerta precoces foi criado para fugir dessas armadilhas. Saber quando sair ou reduzir o tamanho de uma posição não é menos importante do que determinar quando entrar ou aumentá-la.

Primeiro passo: Geração de ideias

Esta etapa se concentra em observar como os investidores profissionais extraem ideias de investimentos. Esse processo requer muita paciência e disciplina. Não é incomum analisar dezenas, ou mesmo centenas, de empresas antes que uma oportunidade de alta qualidade seja descoberta.

O foco deste livro é o investimento *de baixo para cima*, que é a abordagem inicial das empresas, para a identificação de ações atraentes. Você começa com a empresa individualmente, realizando uma análise aprofundada dos indicadores de negócios, do desempenho financeiro, da valoração e das perspectivas futuras. Também discutimos a abordagem *de cima para baixo*, em que você busca oportunidades com base em temas macroeconômicos ("macro"), ou seculares. As principais estratégias *de cima para baixo* se baseiam na identificação de tendências/ciclos de mercado e negócios, globais ou domésticos, e nas compras dos beneficiários. O lado oposto é evitar ou até mesmo reduzir as vítimas.

Os investidores experientes tendem a incorporar elementos de baixo para cima e de cima para baixo em suas abordagens. No primeiro caso, prestar atenção insuficiente em "macros" importantes e outras tendências do quadro geral é um perigo. Da mesma forma, o processo de cima para baixo bem-sucedido não pode ignorar a análise fundamental das empresas individualmente.

No primeiro passo, discutimos os principais grupos dos quais os investidores profissionais extraem suas ideias. Começamos com empresas subavaliadas para as quais existe um caminho a ser percorrido para um melhor desempenho financeiro ou uma valoração mais alta. Em seguida, nós nos debruçamos em empresas que realizam ações corporativas de aumento de valor, como fusões e aquisições (*merges & acquisitions* – M&A), cisões e alienações, reestruturações e recuperações, recompras de ações e dividendos, IPOs e compras de informações privilegiadas. Por fim, explicamos como rastrear investidores experientes para ajudar a obter novas ideias.

Segundo passo: Identificação das melhores ideias

A busca inicial de ideias muitas vezes gera dezenas de oportunidades de investimento em potencial. O segundo passo explica como analisar essa lista ampla para identificar as melhores delas. Isso envolve um exame mais profundo de cada ação, para focar ideias que possam se tornar posições "centrais". Tudo o que você precisa são algumas ações de alta qualidade para dar o pontapé inicial em um portfólio forte.

Essa triagem depende da realização de pesquisas de alto nível sobre cada ideia potencial de maneira rápida e sistemática. Com essa finalidade, fornecemos uma estrutura para fazer exatamente isso, centrada *na tese de investimento, no modelo de negócios, na equipe de gestão, nos riscos e considerações e em finanças e valoração.* Essa análise preliminar é necessária para separar o joio do trigo.

Também fornecemos o respectivo *modelo de relatório de investimento* para rastrear e organizar a sua pesquisa sobre cada ação em vista. Este modelo mapeia a estrutura do nosso segundo passo e permite uma comparação fácil entre várias empresas.

Quanto maior a lista de ideias potenciais geradas no primeiro passo, mais difícil será a tarefa de refinamento. Às vezes, uma ideia pode saltar da página como um divisor de águas para o seu portfólio. Na maioria dos casos, porém, aquelas com maior oportunidade de crescimento não são assim tão evidentes. Uma vez que as anomalias óbvias são eliminadas, a análise aprofundada das ações restantes pode começar.

Terceiro passo: Due diligence empresarial e financeira

No terceiro passo, é hora de mergulhar muito mais fundo nas oportunidades que sobreviveram ao processo de escolha. É necessária uma pesquisa empresarial e financeira mais completa depois da verificação do estágio inicial. Em outras palavras, esta é a fase crucial da diligência prévia (*due diligence*).

Na linha de frente dos negócios, demonstramos como julgar se uma empresa é de alta qualidade, ou se ela pode se tornar uma. Isso envolve examinar seus principais pontos fortes, bem como os riscos que podem inviabilizar seu provável investimento. Grande parte desse trabalho é qualitativo, exigindo bom julgamento e reflexão. Experiência e familiaridade com modelos de negócios e setores específicos são particularmente úteis aqui. Seus interesses e suas perspectivas pessoais também podem ser proveitosos.

Na linha de frente financeira, as principais demonstrações financeiras da empresa precisam ser minuciosamente examinadas para determinar o histórico, a saúde e as perspectivas dela. Grande parte dessa análise é simplesmente observar os principais itens financeiros, em busca de respostas positivas. Você deve estar bem ciente de quaisquer fraquezas importantes relacionadas ao crescimento, às margens, ao fluxo de caixa de financiamento (FCF) ou ao balanço patrimonial. Também mostramos como desenvolver um modelo de projeção financeira, que servirá de base para o trabalho de valoração no quarto passo.

Se você não se sentir confortável com o resultado da análise empresarial e financeira, o investimento provavelmente não servirá para você. Mas tudo bem. Você não vai querer investir em um negócio que não entende ou em que não acredita. Nem vai querer investir em uma empresa com um perfil financeiro fraco, que com certeza não melhorará drasticamente.

Quarto passo: Valoração e catalisadores

Nesta etapa, voltamos nossa atenção para a valoração, sem dúvida o componente central do processo de investimentos. Aqui, você precisa determinar o que a empresa vale – se ela é barata ou cara – e se existe algum "catalisador" para a revaloração. Mesmo uma ação que passe com louvor no teste de negócios e no financeiro pode falhar no teste de valoração. Em outras palavras, ela pode ser muito cara nos níveis atuais para produzir um retorno atraente. Essa é a armadilha da "boa empresa, ação ruim".

Neste capítulo, ensinamos como executar as principais metodologias de valoração no centro de qualquer análise de ações. Isso inclui técnicas de valoração de mercado e técnicas de valoração intrínseca, como análise de *empresas comparáveis* e análise de *fluxo de caixa descontado*. Também discutimos abordagens de valoração de M&A, incluindo *transações anteriores, análise de aquisições alavancadas* e *análise de acreção/diluição*. Técnicas mais sutis, como a *soma das partes* e o *valor patrimonial líquido*, são introduzidas nesse momento para completar o conjunto de habilidades.

Combinamos um pouco essas ferramentas para determinar o *preço-alvo* (PT) para determinada ação, o que é fundamental para a tomada de decisão final de investir. Além disso, revisamos os catalisadores comuns que podem desbloquear o valor oculto em uma ação e desencadear uma revaloração. Os catalisadores podem ser dirigidos internamente, como parte de uma estratégia de gestão em evolução, ou externamente, direcionados pelo trabalho ativo dos acionistas ou por mudanças regulatórias. Os principais catalisadores incluem lucros, fusões e aquisições, retorno de capital, refinanciamentos, mudanças de CEO e lançamentos de produtos.

Quinto passo: Tomada de decisão de investimento e gestão de portfólio

Você identificou uma ideia atraente, realizou a *due diligence* e tem uma visão do valor da empresa. Tudo isso embasou o essencial preço-alvo. Agora, chegou a hora de tomar a decisão final de investir. A ação é *compra, venda a descoberto, rastreio* ou *repasse*?

O trabalho não acaba quando uma decisão de compra ou venda é tomada. Daqui para a frente, a posição precisa ser monitorada constantemente. Novos desenvolvimentos podem alterar materialmente a ideia de investimento inicial, para melhor ou para pior. O monitoramento eficaz envolve constante reflexão, análise e síntese dos eventos que podem impactar o negócio em questão.

A construção de um portfólio sólido requer habilidades adicionais, além de apenas escolher as ações. Construir um portfólio bem-sucedido envolve formar uma coleção de ações adaptadas a metas específicas de investimento, à estratégia e à tolerância ao risco. Isso significa priorizar e dimensionar adequadamente suas posições. Uma grande posição deve refletir a sua classificação relativa a outras ações do portfólio em termos de qualidade geral, potencial de ganho (inclusive possíveis catalisadores) e nível de convicção.

Os investidores disciplinados empregam técnicas de gestão de risco para otimizar os seus portfólios e proteger as suas desvantagens. As principais ferramentas incluem limitar os níveis de exposição, bem como definir diretrizes para a limitação das perdas, e obter lucros. Os níveis de exposição se referem ao tamanho da posição individual, à concentração setorial e ao foco geográfico, entre outros. Também ensinamos as técnicas básicas de cobertura (*hedging*) e os testes de estresse de portfólio.

Capítulo 1 – Primeiro passo: Geração de ideias

Como você encontra ideias de investimento?

Existem dezenas de milhares de empresas de capital aberto em várias bolsas de valores ao redor do mundo. Então, por onde começar? A busca por ideias de investimento assume muitas formas. Em um nível básico, começa com leitura, muita leitura... Fique por dentro das últimas notícias da indústria por meios como *Barron's, Bloomberg, Grant's, The Financial Times* e *The Wall Street Journal*, e amplie a partir disso.[1] Os investidores bem-sucedidos prestam atenção ao que está acontecendo no mundo.

A sua busca também se estende à vida cotidiana e aos produtos e serviços ao seu redor. Existem inúmeras histórias de pessoas que encontraram ótimas ideias de ações inspiradas em observações do dia a dia. O que as pessoas estão comprando? Onde estão comprando? Do que estão falando? Quais sites estão visitando?

Muitos investidores adotam a abordagem de baixo para cima, que concentra o foco nos fundamentos das empresas

---

1 No Brasil, servem de exemplos portais de notícias como *InfoMoney, Exame, Valor Econômico, Gazeta Mercantil*, entre outros. (N.E.)

individualmente. Nessa estratégia, várias fontes comuns de ideias de investimentos são prevalentes, incluindo: empresas subavaliadas, "compostos de lucros", melhorias operacionais e histórias de recuperação, fusões e aquisições, cisões, reestruturações e retorno de capital. A avaliação dessas oportunidades requer compreensão básica dos indicadores de negócios, da análise financeira e da valoração. Você não é formado em negócios? Não se preocupe! Os investimentos de baixo para cima são o foco principal deste livro, e nós trataremos disso nos próximos capítulos.

Outros investidores empregam a abordagem de cima para baixo, na qual buscam oportunidades com base em temas "macro" ou seculares. Espera-se que esses temas impulsionem o crescimento acelerado dos lucros e, idealmente, a revaloração de um determinado setor. As principais estratégias nesse caso se concentram nas tendências do mercado global e nos ciclos de negócios, bem como nos movimentos das taxas de juros, das moedas e das commodities. Os temas seculares incluem mudanças nos padrões de consumo, taxas de penetração de produtos e demografia, bem como tecnologias emergentes, mudanças estruturais competitivas e avanços regulatórios.

Os investidores experientes tendem a incorporar elementos de baixo para cima e de cima para baixo em suas abordagens. Mesmo os investidores mais fervorosos baseados em fundamentos estão altamente sintonizados com o ambiente "macro". É imperativo entender o impacto que certos cenários podem ter sobre as ações individuais, afinal, se você não pegar o "macro", o "macro" vai pegar você".

O processo de gerar ideias requer muita paciência e disciplina. Talvez você precise revisar centenas de empresas antes que uma oportunidade de alta qualidade se destaque. Portanto é fundamental saber onde procurar e o que procurar.

Embora certas técnicas prevaleçam, cada investidor desenvolve um estilo distinto, com suas próprias nuances e variações. A natureza dos investimentos baseados na experiência significa que os investidores profissionais tendem a ajustar ao longo do tempo as suas técnicas de gerar ideias. Mesmo os profissionais mais experientes devem evoluir e se adaptar às condições dinâmicas do mercado, adicionando vários alertas sonoros ao longo do caminho.

Triagem

As ferramentas de triagem são úteis para extrair ideias de investimentos com eficiência. A triagem permite que você use critérios personalizados para filtrar grandes bancos de dados de empresas, a fim de identificar oportunidades de ações. Os profissionais executam triagens regularmente em sua busca contínua de ideias.

Uma triagem de baixo para cima pode visar ações que estejam sendo negociadas abaixo de um nível de valoração especificado ou que estejam crescendo acima de uma determinada taxa. Ela também pode concentrar seu foco em transações recentes de fusões e aquisições, em IPOs futuras ou em empresas com novas autorizações de recompra de ações (veja o Quadro 1.1).

Quadro 1.1 Resultado da triagem: autorizações de recompra >5% do valor de mercado e valor de mercado >$1 trilhão (US$ em milhões, exceto dados por ação)

Data anunciada	Empresa	Sigla	Setor	Novas autorizações de recompra em 31/12/2012						
				Nova recompra anunciada	% do valor de mercado	Preço atual da ação	Valor de mercado	Valor da empresa	EV/EBITDA futuro	P/E futuro
19/12/12	General Motors	GM	Automotivo	5.500	11%	US$ 28,83	47.944	57.252	3,7x	8,2x
14/12/12	MSCI	MSCI	Serviços empresariais	300	8%	US$ 30,99	3.826	4.257	10,2x	18,2x
13/12/12	CoreLogic	CLGX	Tecnologia	250	9%	US$ 26,92	2.776	3.396	7,3x	16,0x
10/12/12	Graphic Packaging	GPK	Embalagens	300	12%	US$ 6,46	2.572	4.511	7,1x	14,4x
07/12/12	Lennox International	LII	Industrial	300	11%	US$ 52,52	2.705	3.137	9,1x	14,7x
06/12/12	Sirius-XM	SIRI	Rádio por satélite	2.000	11%	US$ 2,89	19.009	20.888	16,1x	19,9x
09/11/12	Skyworks Solutions	SWKS	Semicondutores	200	5%	US$ 20,30	3.907	3.579	7,0x	9,5x
07/11/12	Babcock & Wilcox	BWC	Equipamentos elétricos	250	8%	US$ 26,20	3.107	2.772	6,1x	11,4x
05/11/12	Dover Corporation	DOV	Máquinas	1.000	8%	US$ 65,71	12.086	13.487	7,8x	12,6x
23/10/12	Airgas	ARG	Produtos químicos	600	8%	US$ 91,29	7.202	9.245	10,0x	19,8x
26/09/12	AlaskaAir	ALK	Companhias aéreas	250	8%	US$ 43,09	3.097	2.978	3,4x	8,5x
13/08/12	Xilinx	XLNX	Semicondutores	750	8%	US$ 35,86	9.692	8.901	11,3x	16,9x

Um investidor que esteja aplicando a abordagem de cima para baixo, com uma tese sobre aumento dos preços do petróleo, buscaria oportunidades no setor de energia, em combinação com critérios financeiros. Alternativamente, uma tese pode centrar-se nas tendências seculares de aumento do uso de banda larga ou da proliferação de dispositivos móveis. Aqui, a triagem concentraria o foco nos subsetores de tecnologia, mídia e telecomunicações (TMT), com filtros adicionais para métricas financeiras selecionadas.

Uma infinidade de ferramentas de triagem de ações está amplamente disponível online, gratuitamente ou a um custo relativamente baixo (por exemplo: Yahoo! Finance). No mínimo, você deve configurar alertas de fontes de notícias financeiras (por exemplo: Google Alerts, WSJ), que captam automaticamente eventos corporativos recém-anunciados. Ferramentas mais avançadas, altamente personalizáveis, podem ser acessadas a partir de serviços de assinatura, como a Bloomberg.

Abordagem de baixo para cima

Investir *de baixo para cima* é abordar primeiramente a empresa, para a identificação das ações atraentes. Você começa pela empresa de maneira individual e realiza uma análise profunda dos indicadores de negócios, do desempenho financeiro, da valoração e das perspectivas futuras. Esse tipo de trabalho constitui a base da escolha tradicional de ações.

As estratégias comuns de investir de baixo para cima incluem investimentos longos, longos/curtos e direcionados a eventos/situações especiais. Outras se concentram em setores ou em regiões específicas. A estratégia de investimentos "apenas longos" está centrada na compra e manutenção de um portfólio de ações de qualidade, muitas vezes com perspectiva de longo prazo. A estratégia de investimentos em "camadas de longos/curtos" é uma estratégia de venda a descoberto, para a proteção contra riscos específicos de ações ou setores, contra o risco geral do mercado, ou para produzir retornos por si só (veja o Capítulo 5). A estratégia orientada para eventos/situações especiais tem foco em ações corporativas, como fusões e aquisições, cisões e recompras. Conforme o Quadro 1.2 mostra, certas áreas provam ser frutíferas para a extração de ideias de investimentos de qualidade. Por exemplo, os "investidores de valor" tendem a concentrar o foco em ações subvalorizadas, que são mal compreendidas pelo mercado. Os selecionadores de ações também procuram empresas que realizam atividades favoráveis aos acionistas, como recompras, fusões e aquisições e atualizações de gestão.

Quadro 1.2 Abordagem de baixo para cima

- Valoração
- Desempenho financeiro
- Fusões e aquisições
- Cisões e alienações
- Reestruturações e recuperações
- Recompras e dividendos
- Ofertas públicas iniciais
- Compra de direitos de propriedade e informações privilegiadas
- Rastreio bem-sucedido de investidores e ativistas

- **Valoração:** as triagens tradicionais de valoração procuram identificar ações "baratas", geralmente com base em uma valoração múltipla. Porém, é importante distinguir as empresas consideradas baratas porque são mal analisadas daquelas que o são porque merecem o título.

- **Desempenho financeiro:** as métricas e tendências financeiras são críticas para a identificação dos potenciais investimentos vencedores e perdedores. A melhoria nos fundamentos pode sinalizar uma oportunidade de investimento atraente, por exemplo: aceleração nas taxas de crescimento, expansão das margens de lucro, "desalavancagem" e melhores retornos. No caso de empresas com margens inferiores às de seus pares, é preciso uma análise que indique se elas conseguirão eliminar a brecha.

- **Fusões e aquisições:** as fusões e aquisições podem criar valor substancial de longo prazo para os acionistas. Isso é especialmente verdade quando quem compra realiza aquisições transformacionais ou "*bolt-ons*", que são acumulativas e aprimoram o portfólio. A identificação dos setores "em jogo" pode levar a oportunidades tanto para quem compra quanto para os alvos.

- **Cisões e alienações:** são as transações em uma empresa que "se reparte" (se distribui entre os acionistas existentes), faz IPOs ou vende um ou mais de seus negócios/divisões. As cisões e as alienações (ou desinvestimentos) visam desbloquear ou destacar o valor total de negócios distintos, até então sob o mesmo guarda-chuva corporativo.

- **Reestruturações e recuperações:** as reestruturações são situações em que uma empresa sai da falência/reorganização com uma abertura pública de capital, normalmente acompanhada por um balanço mais forte. Situações de recuperação existem fora de falências formais e reestruturações. Qualquer empresa com problemas representa uma oportunidade para a exploração de seu potencial de melhorar drasticamente.

- **Recompras e dividendos:** são os dois principais métodos para o retorno de dinheiro aos acionistas. Nas recompras de ações, as empresas que as realizam pela primeira vez, sistemáticas ou substanciais (por exemplo, maior que 5% da oferta pública anual), são particularmente interessantes. Nos dividendos, são explorados novos processos iniciados, rendimentos consideráveis ou índices crescentes de pagamento.[2]

- **Ofertas públicas iniciais:** são as ofertas públicas das empresas feitas pela primeira vez, inclusive as detidas por empresas de capital privado (*private equity*, ou PE)[3] e de capital de risco (*venture capital*, ou VC). Muitas vezes, essas empresas são oferecidas com desconto para os pares e podem não ser bem avaliadas pelo mercado, devido à falta de um registro histórico público ou de comparações.

- **Compra de direitos de propriedade e informações privilegiadas:** o fato de que executivos seniores estejam comprando ações substanciais em suas empresas pode sinalizar que as ações estão subvalorizadas ou que haverá significativa criação de valor à frente. Da mesma forma, merecem atenção os CEOs experientes que recebem grandes incentivos financeiros para melhorar o desempenho.

- **Rastreio de investidores e ativistas bem-sucedidos:** a análise dos registros públicos de um grupo seleto de investidores com forte histórico pode revelar oportunidades de compra. A SEC[4] exige que os fundos de investimento com US$ 100 milhões ou mais em ativos sob gestão (AUM) divulguem suas participações acionárias trimestralmente, registradas em um Formulário 13-F.[5]

---

2 Refere-se ao percentual do lucro líquido distribuído a título de dividendo.
3 Gestoras de ativos alternativos, que tradicionalmente adquirem empresas por meio de aquisições alavancadas (LBOs).
4 Securities and Exchange Commission. [A SEC é o órgão regulador do mercado de capitais nos EUA, equivalente à Comissão de Valores Mobiliários no Brasil. (N.T.)]
5 O 13-F lista as participações de cada fundo, inclusive a quantidade de ações detidas. Ele deve ser apresentado no prazo de 45 dias depois do final do trimestre.

Valoração

Ao realizar triagens de valoração, você precisa ir além da simples busca por ações "baratas". Uma triagem simples com empresas que negociam abaixo de 15 vezes o índice preço/lucro (P/E, *price-to-earnings*) invariavelmente produzirá um grande resultado. E você provavelmente estará mais longe de encontrar uma ação subvalorizada. A maioria dessas empresas são baratas por bons motivos.

O importante é encontrar ações baratas porque são mal interpretadas, cujos lucros você acredita que vão acelerar e/ou que o mercado vai "reclassificar" melhor, ou seja, vai dar a elas um ganho múltiplo mais alto. Você deve fazer isso evitando as chamadas "armadilhas de valor", isto é, ações que parecem baratas, mas que têm descontos por algum motivo. Elas podem até estar superfaturadas devido a desafios fundamentais, ou estruturais, que ameaçam lucros futuros.

Alternativamente, você pode encontrar ações que não aparecem como baratas em uma base múltipla, ou em comparação aos pares, mas que têm um caminho claro para alcançar um desempenho superior. Por exemplo, uma empresa de alto crescimento que negocia a P/E a 20 vezes pode ser mais interessante do que uma de crescimento mais lento que negocia a 17,5 vezes. Assumindo que a companhia de 20 vezes aumente os lucros a 25% ao ano, a P/E implícita dela para os lucros do terceiro ano é de apenas 10 vezes. Enquanto isso, supondo que o par de 17,5 vezes incremente os lucros a 10% ao ano, a P/E dela para o terceiro ano é de 13 vezes, sendo, portanto, mais cara.

Muitas vezes, a abordagem de baixo para cima é combinada com a de cima para baixo para projetar uma triagem de valoração eficaz. Por exemplo, você pode procurar ações baratas em um setor que passa por uma grande mudança secular ou por uma recuperação cíclica.

As triagens de valoração comuns abrangem:

- **Negociação a um valor baixo absoluto ou relativo:** é uma empresa cuja valoração parece atraente, considerando os fundamentos e as perspectivas do negócio. Pode ser em uma base relativa de comparação com os pares ou por seus próprios níveis históricos (por exemplo, um desconto significativo no período de um ano ou de todos os tempos). Normalmente a valoração é medida e comparada com base em múltiplos de negociação, dentre os quais se destacam quaisquer combinações de P/E, preço/fluxo de caixa livre (P/FCF),[6] preço/contabilização (P/B), e valor da empresa/ EBITDA (EV/EBITDA),[7] entre outros.

- **Valorização atraente em relação ao crescimento:** a P/E em relação à taxa de crescimento de crescimento (PEG, *P/E-to growth ratio*) é fundamental aqui. Definido como a proporção da P/E dividida pela taxa de crescimento dos lucros, esse índice é projetado para medir a proposta de valor de uma ação em relação às suas perspectivas de crescimento. Um índice PEG mais baixo pode indicar uma ação subvalorizada. Como foi discutido acima, uma ação com índice P/E de 20 vezes e crescimento de lucro por ação (EPS) de 25% (PEG de 0,8 vez) deve ser mais atraente do que uma ação de 17,5 vezes e crescimento de 10% (PEG de 1,75 vez).

- **Altos retornos com baixa valoração:** as métricas de retorno sobre o capital, principalmente o retorno sobre o

---

6 O inverso do P/FCF, conhecido como rendimento do FCF (*FCF yield* ou *FCF/S-to-share price*, preço da ação para fluxo de caixa livre por ação), é frequentemente usado pelos investidores.

7 O EBITDA (lucro antes de juros, impostos, depreciação e amortização) é uma aproximação (*proxy*) amplamente utilizada para operar o fluxo de caixa, pois reflete os custos operacionais totais de caixa da empresa para produzir os seus produtos e serviços.

capital investido (ROIC),[8] representam um importante indicador de qualidade. A oportunidade ideal combina retornos altos e crescentes com baixa valoração atual. Altos retornos podem ser colocados em prática com investimentos em projetos de crescimento e/ou retorno de capital aos acionistas.

Desempenho financeiro

O desempenho financeiro da empresa deve se refletir no preço das ações, para melhor ou para pior. A aceleração das taxas de crescimento superior e inferior deve ser recompensada com forte desempenho no preço das ações. O oposto deve valer para as tendências de desaceleração.

As mesmas regras se aplicam a outras métricas financeiras importantes, como margens de lucro, geração de FCF e retorno sobre o capital. Às vezes, porém, o mercado não reconhece adequadamente a melhoria do desempenho financeiro. Da mesma forma, o desempenho inferior em uma base relativa — por exemplo, margens ou retornos mais baixos ante os pares — deve ser explorado como uma potencial oportunidade de recuperação.

Normalmente, a *estrutura do capital* anda de mãos dadas com o desempenho financeiro. Aqui, você vai se concentrar no valor e no custo da dívida da empresa, em quando a dívida vence, e na capacidade de realizar o serviço de pagamento de juros. Assim como acontece com relação ao desempenho operacional, o fortalecimento das estatísticas de crédito pode ajudar a impulsionar o preço das ações.

---

8 Frequentemente definido como "lucro antes de juros e impostos" (EBIT, *earnings before interest and taxes*) ou "lucro antes de juros após impostos" (EBIAT, *earnings before interest after taxes*) *dividido* por "propriedades ou bens, plantas e equipamentos" (PP&E, *property, plant and equipment*) *mais* o "capital de giro" (*working capital*). EBIT e EBIAT efetuados por impostos também podem ser chamados de NOPAT (*net operating profit after taxes*) ou "lucro operacional líquido após impostos".

As métricas mencionadas acima precisam ser vistas em uma base absoluta e relativa ante os pares. Os serviços de triagem fornecem inúmeras variações para a identificação das tendências de desempenho financeiro.

As triagens de desempenho financeiro mais comuns abrangem:

- **Crescimento:** é sem dúvida o mais importante fator de valoração. O crescimento consistente das vendas e dos lucros é um indicador clássico de qualidade. Esses chamados compostos de lucros, entregues ano após ano, são o feijão com arroz do selecionador de ações tradicional e tendem a receber a valoração premium. Embora todo crescimento seja comemorado, o orgânico é preferível ao orientado por fusões e aquisições.

- **Margens:** as margens de lucro, em expansão ou em declínio, denunciam o desempenho da empresa. A expansão da margem tende a indicar poder de precificação, controle de custos e força sobre os fornecedores. A erosão das margens pode ser um sinal de alerta dos principais desafios de negócios. Os investidores concentram o foco no lucro bruto, no EBITDA, no lucro operacional (EBIT)[9] e nas margens do lucro líquido.

- **Geração de FCF:** os investidores profissionais se concentram na capacidade da empresa de gerar caixa, que pode ser usado para financiar projetos de crescimento orgânico, em fusões e aquisições, em retorno de capital para os acionistas ou no pagamento de dívidas. As empresas que convertem uma porcentagem significativa do lucro líquido em FCF são

---

9 Geralmente, o EBIT é o mesmo que *lucro operacional* ou *receita de operações* no demonstrativo de resultados de uma empresa. É semelhante ao EBITDA, mas exclui as despesas de depreciação e amortização (D&A) e, portanto, pode refletir melhor a intensidade de capital.

A fórmula mágica para investir como um profissional

tidas em alta conta. As principais métricas incluem conversão do FCF (FCF em lucro líquido ou EBITDA) e a margem do FCF (FCF em vendas).

- **Métricas de retorno:** medem a capacidade da empresa de fornecer lucros (ou retornos) aos provedores de capital. Esses índices empregam alguma métrica de rentabilidade (por exemplo, EBIAT, NOPAT ou lucro líquido) no numerador e no capital (por exemplo, capital investido, ativos totais ou patrimônio líquido) no denominador. As métricas de retorno medem a eficiência com que a gestão implementa o capital. Idealmente, as empresas devem ter um ROIC que exceda o *custo do capital* (veja o Capítulo 4), o que indica capacidade de entregar retornos excedentes aos acionistas.

- **Estrutura do capital:** ajuda a impulsionar o desempenho do preço das ações de várias maneiras. A capacidade do balanço patrimonial pode ser aproveitada para financiar projetos de crescimento, fusões e aquisições ou retorno de capital. Ela ainda fornece suporte e liquidez durante tempos difíceis, como os investidores de capital aprenderam durante a crise financeira de 2008/2009 (também conhecida como Grande Recessão). As principais métricas incluem dívida/ EBITDA (alavancagem) e EBITDA/despesa de juros (cobertura). A melhoria das métricas de crédito pode estar relacionada com o fortalecimento do desempenho financeiro e/ ou o reembolso de dívidas.

Fusões e aquisições

As M&A (*Mergers & Acquisitions*, ou fusões e aquisições) referem-se amplamente à compra e venda de negócios. A decisão de comprar toda ou parte de outra empresa é motivada por inúmeros fatores, sendo o primordial dentre eles o desejo de crescer ou melhorar uma plataforma existente, por meio de novos produtos, clientes, mercados finais ou geografias. As fusões e aquisições também podem assumir a forma de expansão para linhas de negócios inteiramente novas. O crescimento por meio de fusões e aquisições geralmente representa uma opção mais barata, rápida e segura do que a construção de um negócio a partir do zero.

A abordagem centrada em fusões e aquisições para a identificação de oportunidades de investimentos pode ser atraente. A triagem de novos negócios de grande porte é um bom lugar para se começar. Isso geralmente leva você a identificar setores "em jogo", em que tanto os alvos potenciais como os compradores podem ser oportunidades interessantes. Para os alvos em potencial, os investidores concentram o foco em candidaturas naturais, especialmente aquelas negociadas com baixas em 52 semanas, ou com múltiplos baratos contra os pares. Para os compradores, destacam-se as equipes de gestão experientes, com forte histórico de fusões e aquisições, especialmente aquelas com muito dinheiro ou baixa alavancagem.

Antes de nos aprofundarmos, um aviso rápido: as M&A têm um registro histórico decididamente misto ao longo dos anos. As armadilhas típicas incluem pagamentos excessivos, apostas estratégicas equivocadas, culturas incompatíveis, alavancagem excessiva do balanço patrimonial e integração deficiente. Cada uma delas individualmente pode ser destruidora de valor e, juntas, são devastadoras. Portanto, prossiga com cautela.

As estratégias específicas centradas na atividade de M&A abrangem:

- **Transações transformacionais:** são os compradores que realizam transações de grande porte, estratégicas e sinérgicas. Triagens típicas: negócios anunciados ou fechados recentemente, representando pelo menos 10% do valor de pré-negociação do comprador.

- **Consolidação do setor:** são os setores em jogo nos quais os preços das ações, tanto dos alvos em potencial como do comprador, podem se beneficiar. Triagens típicas: volumes de negócios do setor, quantidade e tamanho das transações.

- **Alvos naturais:** são as empresas com compradores estratégicos lógicos ou de PE (*private equity*, capital privado). Triagens típicas: jogadas puras, em combinação com múltiplos de baixa valoração ou que negociam perto de uma baixa em 52 semanas.

- **Compradores experientes:** são as equipes de gestão com histórico de sucesso na consumação de transações acretivas. *Triagens típicas:* compradores ativos em termos de volumes e valores em dólares das transações, quase sempre em combinação com as principais métricas do balanço patrimonial, como grandes saldos de caixa, ou baixa alavancagem.

Transações transformacionais

Os negócios transformacionais podem ser definidos por tamanho ou estratégia, muitas vezes por ambos. Esses negócios são notáveis o bastante para o comprador, em termos de vendas e lucros, e também como direção estratégica. Eles ainda tendem a ser altamente sinérgicos, devido à economia de custos e às oportunidades de crescimento. Em alguns casos, eles podem resultar em uma reclassificação de valoração, em que o comprador é recompensado com um múltiplo mais alto.

Você deve fazer a triagem de negócios recém-anunciados, ou fechados acima de um determinado limite. Em seguida, revise o comunicado de imprensa de cada comprador, e a apresentação do investidor. Normalmente, esses recursos fornecem a descrição do negócio, os valores da sinergia, a acreção dos lucros (ou as premissas para a realização do cálculo), e os benefícios estratégicos da transação.

Independentemente do nível de divulgação, você deve, em última análise, fazer as suas próprias suposições e julgamentos sobre os méritos financeiros e estratégicos do negócio. Isso se refletirá no seu modelo de acreção/(diluição) de lucros, que analisa os efeitos quantitativos da transação (veja o Capítulo 4). Os investidores aplaudem negócios que agregam materialmente ao EPS, ou ao FCF/S, idealmente em 10% ou mais, em uma base proforma (PF).

Em agosto de 2016, a operadora de resorts de esqui Vail Resorts (MTN) comprou a concorrente Whistler Blackcomb (WB CN) por US$ 1,2 bilhão (13 vezes o EV/EBITDA, ou 9 vezes em uma base ajustada por sinergias). Essa foi uma transação de grande porte, contra o valor empresarial de US$ 5,8 bilhões da MTN. Refletindo as sinergias, o negócio foi confortavelmente acretivo para o EPS.

Os resorts da Whistler eram considerados os mais icônicos da América do Norte, com um longo histórico de desempenho financeiro saudável. A transação expandiu a já forte rede de montanhas da Vail para o mercado canadense, o que amorteceu parte da sazonalidade dos negócios como um todo, considerando que a Whistler opera o ano inteiro.

A combinação de faturamento imediato e sinergias dos custos, aumentando a adoção de pacotes de temporadas, com o compartilhamento das melhores práticas foi aplaudida pelo mercado. A MTN aumentou 8% depois do anúncio do negócio. Dois anos mais tarde, os acionistas da Vail duplicaram seu dinheiro. Claramente, esse acordo transformacional gerou retornos transformacionais.

Consolidação do setor

Um setor em meio à consolidação é terreno fértil para ideias sobre M&A. Os preços das ações tanto para potenciais alvos como para compradores podem aumentar, antecipando transações com incremento de valor. Isso cria uma potencial situação em que todos ganham. O ideal é que você comece a investir nos estágios iniciais da fase de consolidação, para maximizar os retornos.

Nós recomendamos que você faça a triagem de negócios recém-anunciados ou fechados para, em seguida, classificá-los por setor. Um setor com atividade pesada pode sugerir uma jogada de consolidação de *bona fide* (boa-fé). O próximo nível da análise é encontrar os *players* do segmento com maior probabilidade de realizar transações. Isso requer a compreensão profunda dos alvos naturais e dos compradores.

Um caso clássico pode envolver um comprador experiente com uma agenda de fusões e aquisições declarada, e grande saldo de caixa. Talvez ele também tenha perdido alguma outra compra e esteja ansioso para encontrar um novo alvo. Você pode, então, realizar uma análise de alto nível sobre o ajuste e as sinergias, com uma variedade de alvos em potencial.

Alvos claros devem ter valoração atraente e ajuste estratégico para potenciais pretendentes. As questões sociais e de governança também são importantes. A empresa-alvo tem algum acionista ativista? É provável que o Conselho e a equipe de gestão apoiem a venda da empresa?

O setor cervejeiro global representa um interessante estudo de caso. No início dos anos 2000, o setor era altamente fragmentado, com os cinco principais *players* detendo 25% de participação de mercado. Uma década mais tarde, depois de mais de uma dúzia de negócios de grande porte, a participação de mercado combinada estava bem acima de 50%. Ao longo do caminho, os acionistas, tanto dos alvos como dos compradores, obtiveram retornos extraordinários. As transações mais notáveis incluíram a aquisição da Anheuser-Busch pela InBev por US$ 61 bilhões, em 2008, e a aquisição da Foster's pela SABMiller por US$ 12 bilhões, em 2011. Essas duas cervejeiras gigantes globais se uniram em 2016 para formar uma empresa com valor de mercado de US$ 200 bilhões.

Alvos naturais

A estratégia clássica de investimento em fusões e aquisições concentra o foco em encontrar candidaturas naturais à aquisição. As empresas com grandes concorrentes que desejam expandir estão no topo da lista. Idem para aquelas com ativos ou tecnologias exclusivas, que forneceriam padrões *plug-and-play* puros aos pares do setor.

Um alvo claro pode ser uma pequena jogada simples com um múltiplo modesto, ou que negocia perto de uma baixa em 52 semanas. Um CEO perto da aposentadoria, com um pacote de saída generoso, daria ainda mais credibilidade.[10] Talvez a empresa seja suficientemente barata ou gere FCF suficiente para atrair o interesse da empresa de PE.

Para dançar um tango, porém, são necessárias duas pessoas. Então, você também precisa entender os potenciais compradores. Os compradores lógicos estão no modo de aquisição? Os balanços patrimoniais deles são suficientemente fortes para fusões e aquisições de grande porte? É provável que alguma empresa de PE compradora esteja interessada?

Embora apoiar-se em compradores experientes talvez seja uma estratégia eficaz, o alvo geralmente é a aposta inicial mais segura. Historicamente, em média a aquisição premium de empresas de capital aberto tem sido de 30% a 40%. Em alguns casos, inclusive com guerras de lances, ou aquisições hostis, a aquisição premium é muito maior. Escolher corretamente a empresa candidata a aquisição pode fornecer um retorno descomunal em curto período de tempo.

Os operadores provenientes dos bancos de investimentos têm uma vantagem importante nesse sentido, pois eles entendem a mecânica, a dinâmica e as motivações das fusões e aquisições.

---

10 A idade e o pacote financeiro dos executivos seniores são divulgados na declaração de procuração anual da empresa, arquivada na SEC.

Em março de 2016, a Valspar (VAL) foi adquirida pela Sherwin-Williams (SHW) a US$ 113 por ação, em um acordo totalmente em dinheiro, para a criação do maior *player* global em tintas e revestimentos. Isso representou um prêmio de 41% em relação ao preço das ações da VAL, e um prêmio de 28% em relação ao seu mais alto recorde histórico. O preço total de compra, considerando a dívida assumida, foi de US$ 11,3 bilhões (15 vezes o EV/EBITDA, ou 11 vezes em uma base ajustada por sinergias).

Como quinto produtor global de revestimentos, em um setor em que a escala é importante, a Valspar tinha vários compradores lógicos. O portfólio de marcas, a forte exposição na região Ásia-Pacífico e o histórico de inovação e conhecimento tecnológico aumentaram ainda mais a atratividade da empresa. Em suma, todas as pistas estavam lá para os investidores que procuravam apoiar uma candidatura natural à aquisição.

Para a Sherwin-Williams, a transação diversificou a sua base de clientes e a exposição geográfica, ao mesmo tempo que adicionou produtos e recursos complementares. Do ponto de vista financeiro, a transação foi altamente sinérgica, e 20% acretiva para o EPS. Os acionistas da SHW foram generosamente recompensados com um retorno de 115% desde a data do anúncio até o final de 2019, mais que o dobro do S&P 500 no mesmo período.

Compradores experientes

Compradores experientes são empresas com histórico comprovado demonstrado na consumação de transações acretivas, com aumento de valor. Nos bons tempos, as fusões e aquisições aumentam o desempenho sólido subjacente. Em tempos difíceis, as fusões e aquisições ajudam a compensar os ventos contrários nas vendas e nos lucros.

As ações dos compradores experientes costumam ser negociadas quando eles anunciam algum negócio. Essas empresas contam com CEOs altamente competentes e profissionais internos de fusões e aquisições, muitas vezes pessoal proveniente de bancos de investimentos. A cartilha típica recomendaria adquirir pares com margens defasadas que podem ser melhoradas sob uma nova gestão. Os compradores experientes seguem uma cartilha de integração testada ao longo do tempo, que faz parte do DNA corporativo. Isso permite que eles executem e integrem com sucesso, oferecendo valor adicional muito acima do preço de compra.

A Orbia Advance Corporation SAB (ORBIA), anteriormente Mexichem SAB, uma empresa química global com sede na Cidade do México, iniciou uma série de aquisições estratégicas no início de 2007. Como parte da iniciativa de expansão dos negócios derivados e diversificação geográfica, a empresa adquiriu o Grupo Amanco, a AlphaGary, a Wavin e a Dura-Line nos anos seguintes. Essa estratégia de M&A provou ser altamente lucrativa para os acionistas. No outono de 2014, o preço das ações da Mexichem aumentou de aproximadamente P\$ 7 (pesos mexicanos) para P\$ 56, um retorno de oito vezes em oito anos.

Então, qual é o truque? Investir em compradores frequentes bem-sucedidos é bom demais para ser verdade? Bem, existem vários riscos. Para começar, essa estratégia requer um grande fluxo de metas acionáveis. Também depende da disponibilidade de mercados de financiamento de dívida atraentes. Além disso, a análise confiável do desempenho financeiro subjacente dos compradores frequentes pode ser um desafio, dadas as várias peças em movimento.

Por último, pode ser que as ações de um comprador experiente já tenham sido precificadas com perfeição. As expectativas dos investidores por negócios bem-sucedidos contínuos talvez sejam muito altas, configurando o cenário para a decepção.

Cisões e alienações

Uma *cisão* (*spin-off*) ocorre quando a empresa controladora (a ParentCo) faz IPOs ou distribui ações de um de seus segmentos de negócios (a SpinCo) aos acionistas existentes. Depois da cisão, a nova empresa SpinCo torna-se independente da ParentCo, com sua própria equipe de gestão, seu próprio conselho de gestão e seus acionistas. As cisões são assunto de manchetes na imprensa financeira e, portanto, fáceis de rastrear.

As cisões podem ser frutíferas para os selecionadores de ações. Afinal de contas, a premissa para a separação dos negócios é destravar valor para os acionistas. Os valores implícitos dos negócios individuais devem ser maiores do que os da controladora (ParentCo) consolidada existente. Caso contrário, por que passar pelos gastos e pelos incômodos da cisão? O mesmo raciocínio vale para a venda ou alienação de negócios não essenciais ou de baixo desempenho.

Depois da separação, tanto a ParentCo como a SpinCo podem apresentar significativo potencial positivo e precisam ser avaliadas de forma independente. Para a ParentCo, abandonar um negócio não essencial e negligenciado pode reclassificar suas ações. Para a SpinCo, que geralmente é um negócio de qualidade inferior ou carente de capital, talvez haja uma oportunidade ainda maior. Normalmente, as ações da SpinCo ficam sob pressão de venda imediata, na medida em que a base de acionistas muda. Gestores de ativos maiores tendem a se esquivar de ações ilíquidas menores, então eles apostam nelas.

Além disso, a valoração da SpinCo recém-independente tende a sofrer da falta geral de informação e interesse. Geralmente, as entidades que acabaram de se tornar públicas negociam com desconto, porque não foram experimentadas e porque não possuem registro histórico independente. Elas também tendem a ficar com uma cobertura de pesquisa limitada no início, principalmente se a SpinCo for uma ação de pequena capitalização. Esses atributos – pressão de venda injustificada, desconto de valoração e assimetria de informações – podem criar um cenário atraente.

Para as *alienações*, a oportunidade está na ParentCo. Afinal, a principal motivação para a venda de um negócio não essencial ou de baixo desempenho é destravar valor. É a clássica "adição por subtração". A alienação de um negócio menor deve levar a uma revaloração múltipla por meio de um mix aprimorado de produtos. A alocação do produto da venda rumo a iniciativas de maior valor, ou ao pagamento de dívida, também deve ser positiva para o preço das ações.

Em julho de 2010, a Northrop Grumman (NOC) anunciou que estava explorando a venda ou cisão de seu negócio de construção naval, então negociado como Huntington Ingalls (HII). Na época, o cenário do setor era desfavorável, dadas as expectativas de cortes nos gastos com defesa. A NOC também negociava com grande desconto em relação aos pares.

Felizmente, tanto a NOC como a HII tinham posições fortes em plataformas de "missão crítica", difíceis de serem cortadas pelo governo. No anúncio da cisão, o preço da ação da NOC era de US$ 50. E, no final de 2019, atingiu US$ 344. Além disso, os acionistas da NOC que mantiveram a distribuição de ações HII obtiveram mais de US$ 40 de valor adicional. Isso equivale ao valor total implícito de quase US$ 400 por ação, representando um retorno de quase 600%, ou +20% em uma base anualizada.[11]

Reestruturações e recuperações

As situações de reestruturação referem-se a empresas que saíram da falência ou de algum evento similar de reorganização. Normalmente, os donos dessas empresas são antigos detentores de dívidas e ações e também novos investidores de fundos de crédito e fundos de alto risco. Muitos deles provavelmente compraram a dívida da empresa durante dificuldades financeiras e ganharam a

---

11 Os acionistas da NOC receberam uma ação da HII para cada seis ações da NOC que possuíam.

A fórmula mágica para investir como um profissional

propriedade assim que a dívida foi convertida em capital. Portanto, eles têm uma base de baixo custo e são vendedores naturais que procuram rentabilizar as suas participações através de venda ou relistagem de IPO.[12]

Depois da relistagem, essas empresas tendem a ser negligenciadas ou incompreendidas pelo mercado, devido aos problemas anteriores. Nesse sentido, elas são como as cisões, exceto pelo passado marcado por incidentes. Assim como as cisões, elas são fáceis de rastrear e muitas vezes representam interessantes oportunidades de investimento.

Muitas dessas empresas têm um negócio sólido subjacente. O evento de reestruturação pode ter sido desencadeado por uma carga de dívida imprudente, por um choque/evento único ou por má gestão. A solução para o problema geralmente depende da causa. Uma estrutura do capital excessivamente agressiva pode ser curada por um balanço patrimonial saneado. Uma estrutura de custos não competitiva pode ser corrigida por um programa de redução de custos abrangente. A má execução pode ser corrigida por uma nova gestão. Um modelo de negócios fundamentalmente falho, porém, deve ser tratado com extrema cautela.

Situações de recuperação também existem fora de falências e reestruturações formais. Num sentido mais amplo, qualquer empresa problemática representa uma oportunidade de aprofundar e explorar o potencial de melhoria dramática. Muitas recuperações são lideradas pelo novo CEO ou por acionistas ativos. Muitas vezes, pessoas de fora podem fornecer novas perspectivas e liderança ousada para a implementação de mudanças.

A Tropicana Entertainment (TPCA), operadora de cassinos, tem uma história de reestruturação e recuperação que serve de exemplo. Em janeiro de 2007, a Columbia Sussex comprou a

---

12 A relistagem ocorre quando uma empresa anteriormente pública que faliu ou foi retirada da lista ressurge em uma bolsa sem IPO formal.

empresa por US$ 2,8 bilhões, sobrecarregando-a com dívidas a caminho da Grande Recessão. Menos de um ano depois, a Tropicana foi destituída de sua licença em Atlantic City por reguladores do estado de Nova Jersey, devido aos grandes cortes de custos propostos e às demissões, que foram consideradas excessivas. Em maio de 2008, a Tropicana entrou com pedido de falência, forçada a jogar a toalha pela deterioração das condições do mercado, pela alta alavancagem e por erros operacionais. Mesmo assim, a icônica marca Tropicana e os bens do cassino nunca morreram. De muitas maneiras, esse foi um caso clássico de "boa empresa, balanço patrimonial ruim". Durante o período em que esteve no Capítulo 11 (do código de falência dos Estados Unidos), a empresa eliminou quase US$ 2,5 bilhões em dívidas e renovou com sucesso suas licenças de jogos. Em março de 2010, a Tropicana saiu da falência, em um negócio de US$ 200 milhões apoiado por Carl Icahn. Em novembro de 2010, a Tropicana voltou a ser cotada nos mercados de OTC (*over-the-counter*) a US$ 14 por ação.

Nos anos seguintes, a Tropicana fez grandes investimentos em ativos novos e existentes, inclusive reformas e atualizações, melhorias nos quartos do hotel e comodidades adicionais no resort. A Tropicana também realizou uma importante transação de M&A em 2014, comprando a Lumière em St. Louis, Missouri, por US$ 260 milhões. Em 2018, o EBITDA tinha melhorado de cerca de US$ 45 milhões, depois do início da falência, para quase US$ 200 milhões.

A história foi concluída em abril de 2018, quando a Tropicana concordou em vender seus ativos imobiliários para a Gaming and Leisure Properties (GLPI) e fundir suas operações de jogos e hotéis com a Eldorado Resorts (ERI) por um total de US$ 1,85 bilhão. Isso implicou em um preço de ação de US$ 73,50, equivalente a um retorno de 425% desde a relistagem, ou 23% em base anualizada.

Outra história notável de recuperação é a da Charter Communications (CHTR). Em dezembro de 2011, Tom Rutledge foi anunciado como novo CEO, herdando uma empresa de TV a cabo recém-falida, e carente de capital, que enfrentava pressões competitivas. Rutledge vinha da Cablevision (CVC), um dos pares dessa indústria, onde implantou métricas operacionais líderes do setor, elevou o FCF de aproximadamente US\$ -375 milhões para US\$ +685 milhões e apresentou retornos anualizados na casa de vários dígitos. O preço das ações da CHTR reagiu favoravelmente à notícia dessa contratação, aumentando 5% naquele dia.

Sob Rutledge, a Charter imediatamente embarcou em um programa de investimento de capital para melhorar sua rede. A empresa também simplificou seus planos de preços e se concentrou em melhorar o atendimento ao cliente. Em um ano, a CHTR anunciou uma aquisição transformacional (*bolt-on*) altamente acretiva, seguida pelas aquisições simultâneas das redes Time Warner Cable e Bright House, cerca de dois anos depois. Os investidores que identificaram a oportunidade na Charter no primeiro dia foram recompensados com um retorno de quase 675%, ou aproximadamente 30% ao ano até 2019.

Assim como as reestruturações e as falências, as possíveis recuperações devem ser tratadas com extremo cuidado. As histórias de sucesso da Tropicana e da Charter são a exceção, não a regra. Muitas empresas problemáticas jamais se recuperam. Na verdade, seus problemas muitas vezes se intensificam e resultam em baixo desempenho crônico e até falência.

Recompras e dividendos

Os alocadores de capital eficientes tendem a superar os pares ao longo do tempo e criam catalisadores quando anunciam autorizações de recompra substanciais ou grandes dividendos. As empresas menores podem acumular caixa ou iniciar fusões e aquisições indisciplinadas, na ausência de projetos de crescimento interno atraentes.

Para situações interessantes de recompra em potencial, procure empresas que autorizam grandes programas de recompra de ações (por exemplo, maior que 5% do valor de mercado). Isso pode sinalizar que a gestão acredita que suas ações estejam subvalorizadas. No mínimo, transmite confiança nas perspectivas da empresa. Claro, o mero anúncio de um programa assim não sinaliza que o perigo já passou.

Você precisa revisar o histórico de recompra da gestão. Historicamente, a empresa recomprou ações a preços atraentes? Isso tem sido uma alavanca significativa para a criação de valor? Ou foi simplesmente um mecanismo para atender às expectativas/diretrizes de lucros,[13] ou para compensar a diluição das opções de ações de recompensa dos funcionários?

Os anúncios de primeira recompra exigem um escrutínio especial. A empresa realmente cumprirá a autorização? A gestão acredita que a ação está subvalorizada, ou é um sinal de que não consegue encontrar projetos de crescimento atraentes? Cuidado com essa última possibilidade, pois pode acarretar lentidão nos lucros ou compressão múltipla futura.

Outra triagem de recompra centra-se na identificação de empresas com reduções de grande porte na contagem das ações em determinados períodos (por exemplo, os três ou cinco anos anteriores). Empresas com histórico de bem-sucedidas recompras de ações tendem a ser recompensadas.

A Sirius XM (SIRI), empresa de rádio por satélite, criou valor substancial para os acionistas ao longo do tempo por meio de recompras sistemáticas. De 2013 a 2018, a SIRI recomprou US$ 10,8 bilhões em ações, ou US$ 1,8 bilhão por ano em média. Para

---

13 O fornecimento de diretrizes é discricionário por parte da empresa; não é um requisito da SEC.

colocar isso em perspectiva, o valor de mercado da SIRI era de apenas US$ 15 bilhões quando seu programa de recompra foi anunciado originalmente, em dezembro de 2012. Esse retorno de capital agressivo ajudou a Sirius XM a aumentar o FCF/S em mais de 20% a CAGR.[14] Da mesma forma, o preço das ações da SIRI ultrapassou US$ 7 em meados de 2018, considerando o ponto inicial de US$ 2,79 no final de 2012.

Para os dividendos, as triagens comuns se concentram nas ações com rendimentos superiores a um limite-alvo, por exemplo: 2,5%. O *rendimento dos dividendos* é definido como o dividendo anual por ação da empresa dividido pelo preço da ação. Uma empresa com preço da ação de US$ 50, e US$ 1,25 em dividendos por ação, tem rendimento de 2,5%. O rendimento de dividendos baixo (por exemplo, 1% ou menos), sem nenhum caminho claro para aumento substancial, não empolga. Ações com dividendos consistentes e crescentes, por outro lado, são reverenciadas. As empresas que aumentaram dividendos por pelo menos 25 anos consecutivos são conhecidas como "aristocratas dos dividendos".

Embora colocar o foco em campeãs de dividendos experientes seja uma estratégia comum, há oportunidades no outro extremo do espectro, especificamente nas empresas ricas em dinheiro, ou subalavancadas, que refrearam tal atividade no passado. Essas merecem atenção após a instauração de novos dividendos, ou depois de aumentos consideráveis nos índices de pagamentos. Cuidado, porém, com as companhias cujos pagamentos anuais de dividendos excedem consistentemente o FCF, especialmente aquelas que financiam o rombo com dívida incremental.

---

14 A CAGR (*compound annual growth rate*) é a taxa de crescimento anual composta = (valor final/valor inicial) ^ (1/(ano final – ano inicial)) – 1.

Ofertas públicas iniciais

As IPOs representam a apresentação da empresa para os investidores de capital aberto (*public equity*). Como tal, as candidaturas a IPOs tendem a ser relativamente desconhecidas em termos da força de seu modelo de negócios e de seu desempenho financeiro. Além disso, as novas IPOs só recebem a cobertura da pesquisa de ações depois de um "período de silêncio" inicial de dez dias.[15] Essa falta de informação e esse intervalo de tempo oferecem a oportunidade para os potenciais investidores encontrarem a verdadeira diferenciação.

Além disso, de um modo geral as IPOs têm desconto significativo em relação ao valor de mercado implícito da empresa contra o valor de mercado implícito das empresas pares (normalmente 15% ou mais). O desconto oferece um amortecimento adicional para os investidores "compreenderem a história".

A incompatibilidade das informações inerente às IPOs é maior para as candidaturas sem público óbvio comparável. Nesses casos, um pouco de trabalho extra pode valer a pena, porque os outros evitam entidades desconhecidas, sem indicadores públicos de valoração claros. Evidentemente, esse risco é real, já que o mercado ainda não "falou" a respeito de como essas empresas devem ser avaliadas.

Voltando à Delphi do capítulo de Introdução, o preço da IPO da empresa em novembro de 2011, de US$ 22, implicou EV/EBITDA de 2013E[16] de 3,5 vezes, P/E de 5 vezes, e rendimento do FCF de quase 15%. Isso representou um desconto substancial

---

15 Embora o período de silêncio obrigatório da SEC seja de dez dias, a maioria dos bancos ainda adere à regra anterior de 25 dias. Emissores com menos de US$ 1,07 bilhão em vendas, também conhecidos como EGCs (*emerging growth companies*, empresas de crescimento emergente), são isentos. O período de silêncio não se aplica aos bancos que não participam da oferta.

16 O "E" significa "estimado".

para os outros fornecedores de autopeças de produtores estabelecidos, que negociavam a cerca de 6 vezes o EV/EBITDA, 11 vezes a P/E, e um rendimento do FCF de 7,5%, respectivamente (veja o Capítulo 4, Quadro 4.3). Mais do que isso, o mercado estava precificando a Delphi de acordo com os chamados fornecedores vinculados à produção, cujas fortunas estavam em grande parte relacionadas a volumes de unidades automotivas.

Pelo desempenho da Delphi, o mercado começou a reconhecer sua poderosa dinâmica de crescimento secular, ligada à adoção de novos produtos, aumento de conteúdo por veículo e aceleração da rentabilidade. Assim, o estigma de falência da empresa começou a desaparecer, e novos investidores entraram nas ações. Antes da transação da cisão no final de 2017, o preço das ações da Delphi ultrapassava US$ 100. O rendimento de EV/EBITDA, P/E FCF dela melhorou para aproximadamente 12 vezes, 18 vezes e 4%, respectivamente. Nos capítulos seguintes, daremos mais detalhes sobre como isso aconteceu.

Compra de direitos de propriedade e informações privilegiadas

A alta gestão da empresa deve ter um insight melhor sobre seus negócios e suas perspectivas do que qualquer outra pessoa. Esse é o trabalho de seus membros: eles são pagos exatamente para manterem o foco nisso o dia todo, todos os dias. Portanto, compras e vendas de ações da empresa pela gestão podem sinalizar possíveis pontos de entrada e saída para os investidores. Como Peter Lynch apontou: "Os detentores de informações privilegiadas (*insiders*) podem vender suas ações por vários motivos, mas eles as compram por apenas um: quando acham que o preço vai subir".

Quando há mudanças nos direitos de propriedade, pelos executivos e diretores, em uma empresa de capital aberto nos Estados Unidos, é necessário preencher um formulário junto à SEC. As notificações dos seus alertas de ações devem informá-lo quando as empresas divulgam esse fato. Compras e vendas de grande porte também são captadas pelos principais noticiários financeiros e pelas publicações de negócios. Tradicionalmente, compras de informações privilegiadas são sinais de alta, enquanto grandes vendas podem indicar problemas à frente.

Jamie Dimon, CEO do JP Morgan (JPM), é particularmente adepto da compra de ações de sua empresa. Em janeiro de 2009, ele comprou 500 mil ações JPM a um preço médio de US$ 23, o que equivale a US$ 11,5 milhões. A compra, no meio da crise financeira global, foi manchete de capa nos noticiários de negócios, sinalizando confiança nas ações JPM, depois de elas terem caído mais de 50% nos dois anos anteriores. Nos doze meses seguintes à compra de Dimon, as ações subiram 90%. Quem prestou atenção e seguiu o exemplo dele viu seu dinheiro quase dobrar em um ano.

Da mesma forma, em julho de 2012, em meio a preocupações soberanas na Zona do Euro, Dimon novamente injetou capital pessoal no JPM, comprando mais 500 mil ações a US$ 34, por US$ 17 milhões. Um ano depois, o JPM tinha subido 63%. Então, em fevereiro de 2016, com o mercado recuando devido às preocupações com a China e à queda dos preços do petróleo, Dimon novamente interveio. Ele comprou outras 500 mil ações a US$ 53, por US$ 26,5 milhões, tranquilizando os acionistas do JPM, e o mercado como um todo no processo. Doze meses depois, as ações tinham subido 64%. No final de 2019, o preço das ações do JPM era de quase US$ 140. Qualquer investimento que perseguisse a compra de informações privilegiadas de Dimon teria se mostrado altamente lucrativo.

Uma estratégia relacionada centra-se no apoio a empresas cujos CEOs possuem direitos de propriedade sobre participações acionárias significativas e podem se beneficiar substancialmente da valorização do preço das ações. Isso inclui os CEOs que possuem opções com preços de exercício com prêmios substanciais em relação ao preço atual das ações.

A noção de que a remuneração do CEO e as recompensas para os acionistas devem estar estreitamente alinhadas é intuitiva. Popularizada pela primeira vez pelo economista Michael Jensen, em meados da década de 1970, a porcentagem maior de remuneração dos executivos em forma de ações tornou-se lugar-comum, substituindo o antigo modelo em que os CEOs eram posicionados para o recebimento de altos salários e bônus em dinheiro, algo com relativamente pouco da "própria pele" em risco.

Rastreio bem-sucedido de investidores e ativistas

Para um seleto grupo de investidores, os 13-Fs podem ser esclarecedores na obtenção de ideias. Os portfólios observados de perto incluem os de Warren Buffett, da Berkshire Hathaway; David Abrams, da Abrams Capital; Stan Druckenmiller, da Duquesne; Andreas Halvorsen, da Viking Global; Seth Klarman, do The Baupost Group; Nelson Peltz, da Trian Fund Management; e Paul Singer, da Elliott Management, para citar alguns. Esses investidores têm excelente histórico de longo prazo e são conhecidos por realizar uma profunda diligência em suas posições de ações.

Tenha em mente, porém, que os 13-Fs são arquivados 45 dias após o final do trimestre. Para algumas dessas participações, o ponto de entrada ideal pode ter sido ultrapassado no momento da divulgação. Ou, ainda, as posições podem ter se invertido na data do preenchimento. Portanto, talvez você prefira concentrar seu foco em investimentos recentes, em que o preço das ações ainda não se valorizou.

Quando uma pessoa ou um grupo acumulam direitos de propriedade em participações acionárias superior a 5% em uma empresa, essa pessoa ou esse grupo são obrigados a preencher um Formulário 13-D dentro de dez dias, ou um 13-G em 45 dias. O 13-D representa uma posição ativa pela qual os titulares planejam se envolver em discussões estratégicas com a gestão. O 13-G representa uma aposta passiva. Ambos os registros indicam alta convicção no potencial de valorização de uma ação.

Os investidores ativistas são agentes de mudança e direcionam as situações em função disso. Em alguns casos, eles aceleram eventos transformacionais que talvez tenham sido identificados há muito tempo pelos investidores existentes. Portanto, esses mesmos acionistas normalmente aplaudem a entrada de um ativista com credibilidade. Os ativistas também tendem a atrair novos investidores, o que proporciona disparo imediato no preço das ações. A vantagem de longo prazo é determinada pelo sucesso do ativista em dar início à mudança, bem como pelos resultados dos próprios movimentos estratégicos.

Em abril de 2013, a Microsoft (MSFT) estava sendo negociada abaixo de US$ 30 por ação, quando a investidora ativista ValueAct Capital confirmou ter assumido uma participação de US$ 2 bilhões. Embora isso representasse menos de 1% das ações em circulação, ficou claro que a ValueAct pretendia impulsionar a mudança. No dia em que a participação foi anunciada, a MSFT subiu mais de 3% e, em seguida, subiu para quase US$ 35 no final de maio.

Antes da entrada da ValueAct, o preço das ações da Microsoft estava praticamente estagnado desde 1998. Preocupações se espalhavam a respeito do CEO Steve Ballmer e da estratégia da empresa, principalmente pela incursão equivocada em dispositivos e por ficar atrás da Apple e do Google em computação móvel. Em agosto de 2013, Ballmer anunciou que se aposentaria, e a ValueAct garantiu um assento no Conselho. Esse foi o início de mudanças mais drásticas no horizonte...

Em setembro de 2013, a Microsoft autorizou um novo programa de recompra de ações de US$ 40 bilhões contra o então valor de mercado de US$ 450 bilhões e aumentou seus dividendos em mais de 20%. Em fevereiro de 2014, Ballmer foi substituído por Satya Nadella, veterano de 20 anos da Microsoft. Nos anos seguintes, Nadella realizaria mudanças culturais e estratégicas de grande porte, inclusive com menos ênfase no software de desktop tradicional e mais foco em nuvem, empresas e dispositivos móveis.

A estratégia de Nadella revigorou o desempenho financeiro da Microsoft. A combinação de forte crescimento na nuvem empresarial, mix de produtos aprimorado e transição dos negócios corporativos para o modelo de assinatura foi aplaudida pelos investidores. No primeiro trimestre de 2018, quando a ValueAct saiu de sua posição, o preço das ações da MSFT estava acima de US$ 90, ou 200% mais alto.

É claro que rastrear outros investidores exige tomar os cuidados usuais. Cuidado com o efeito manada, que pode resultar em malfadados "hotéis de fundos de *hedge*". Alguns investidores evitam seguir inteiramente os outros, procurando se afastar de negociações "congestionadas". Para os que são seguidos, suas posições podem se beneficiar da demanda *copycat* (imitadora).

Abordagem de cima para baixo

A abordagem de cima para baixo, de investimento em ações-alvo, espera se beneficiar de ventos favoráveis "macro" ou sazonais. Essas tendências visam impulsionar o crescimento sustentado dos lucros e a expansão múltipla da valoração. Idealmente, elas também protegem o negócio principal contra condições econômicas adversas e choques de mercado. Mesmo em tempos de tempestade, você prefere que o vento sopre nas suas costas, e não no seu rosto.

O poder dos temas "macro" é evidente todos os dias, quando as declarações e as ações dos bancos centrais movimentam os mercados. Os investidores concentram o foco principalmente no Sistema de Reserva Federal dos Estados Unidos ("FED"), no Banco Central Europeu (BCE), no Banco do Japão (BOJ) e no Banco da República Popular da China (PBOC). Fatores "macro" destacaram a longa corrida de alta depois da Grande Recessão.

Taxas de juros baixas e política monetária frouxa ajudaram a levar as ações a níveis recordes.

Temas sazonais são abundantes em uma época de mudanças rápidas. Isso se aplica igualmente a setores tanto do Velho como do Novo Mundo. Em uma abordagem de cima para baixo, um investidor pode explorar o setor automobilístico em busca de ideias relacionadas à eletrificação e à autonomia de veículos. Da mesma forma, as tendências do século XXI em torno do comércio eletrônico, da nuvem, da economia de compartilhamento e das mídias sociais se mostraram altamente recompensadoras.

Grande parte da geração de ideias de cima para baixo deriva de pesquisas antiquadas. Leia e assista às fontes tradicionais de notícias, inclusive a imprensa financeira e econômica específica do setor. É comum nesse contexto que os investidores passem semanas ou meses pesquisando temas, inclusive fazendo viagens de campo e participando de entrevistas e discussões com especialistas.

A aquisição do conjunto adequado de habilidades de cima para baixo se inclina rumo ao que é empírico e qualitativo. Os mestres do macroinvestimento aprimoram suas habilidades por meio de experiência diretas e pela familiaridade com ciclos e movimentos de mercado anteriores. A mesma coisa vale para os investidores que focam as mudanças sazonais. Isso não significa, porém, que os principais pilares de cima para baixo não possam ser ensinados.

Para começar, você deve pesquisar e estudar bastante a respeito das categorias no Quadro 1.3:

Quadro 1.3 Abordagem de cima para baixo

- Ciclos, *booms* e *busts*
- Economia e geopolítica
- Mudanças sazonais
- Inflexões da indústria

- **Ciclos, *booms* (períodos de crescimento elevado) e *busts* (períodos caracterizados pela diminuição do crescimento econômico):** para ter a capacidade de identificar os vencedores e os perdedores cíclicos claros e também os setores desfavorecidos que podem estar à beira da recuperação. Perspectiva histórica e familiaridade são particularmente úteis aqui.

- **Economia e geopolítica:** para entender o efeito da política do FED, das taxas de juros, dos dados do consumidor, dos níveis de desemprego, dos dados da manufatura, das taxas de câmbio, da política interna (doméstica) e dos eventos geopolíticos globais sobre as ações.

- **Mudanças sazonais:** para conhecer as empresas ou setores que podem ser beneficiários ou vítimas de mudanças precipitadas em tecnologia, preferências do consumidor, demografia, dinâmica da indústria ou regimes regulatórios.

- **Inflexões da indústria:** para entender as métricas dos setores industriais e como elas se movimentam nos vários ciclos. Isso também se relaciona com os preços de commodities como petróleo, cobre e minério de ferro, que afetam mais certos setores industriais do que outros.

Ciclos, *booms* e *busts*

A compreensão aguçada dos ciclos de negócios é fundamental para a descoberta de oportunidades. O reconhecimento de padrões familiares e de inter-relações ajuda na identificação dos pontos de entrada e saída ideais. No mínimo, isso significa reconhecer se o mercado está no início, no meio ou no final de um ciclo. Você, então, investe adequadamente.

As jogadas cíclicas tendem a compartilhar qualidades que você pode usar a seu favor. Geralmente, os múltiplos são mais altos no estágio inicial, revertendo gradualmente para a média e contraindo no estágio posterior, à medida que os lucros amadurecem. Isso está vinculado às expectativas de crescimento futuro dos lucros: quanto maior o crescimento esperado dos lucros, maior o múltiplo.

Em alguns casos, "fazer o ciclo certo" substitui todo o seu trabalho de baixo para cima. Uma ação com ótimas finanças e uma equipe de gestão forte pode parecer empolgante, mas isso não funcionará se você estiver lutando contra o ciclo. Até mesmo as *blue chips* foram marteladas durante o estouro da bolha das ponto-com no final dos anos 1990, e na Grande Recessão de 2008/2009.

Idealmente, você quer se mexer no início do ciclo. Isso também se aplica a padrões cíclicos dentro de setores, ou regiões e países. Por exemplo, ao sair da Grande Recessão, a produção automotiva norte-americana estava bem abaixo dos níveis de pico anteriores. Os níveis da produção de automóveis caíram bem abaixo do sucateamento dos veículos (veja o Quadro 1.4), um claro indicador de demanda reprimida. Ventos cíclicos favoráveis sopravam em apoio ao setor automobilístico, que foi um dos principais contribuintes para a tese de investimento da Delphi em 2011. É claro que essa mesma brisa cíclica favorável também pode mudar na direção oposta (veja o "Post mortem").

Assim como nos setores, você pode encontrar jogadas cíclicas interessantes relacionadas a países ou regiões. Embora a economia global tenha se tornado cada vez mais correlacionada, existem resultados claros de desempenhos superiores e inferiores em determinado momento. Os mercados emergentes têm a sua própria cadência em comparação aos mercados desenvolvidos tradicionais. Também podem existir diferenças drásticas no crescimento e nas perspectivas entre mercados desenvolvidos, como os Estados Unidos, a Europa e o Japão.

Quadro 1.4 Produção Automotiva Norte-Americana versus Veículos
Sucateados *(veículos em milhões)*

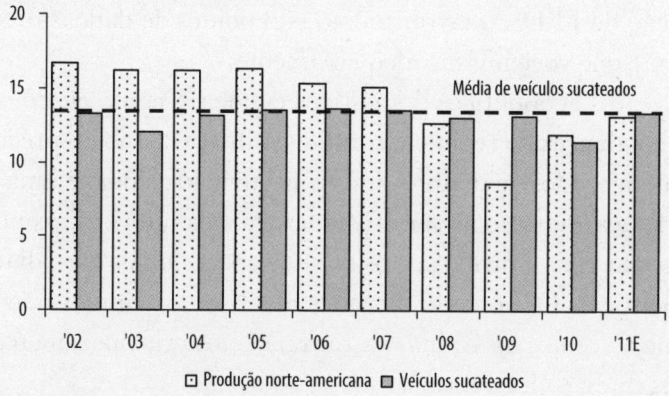

Fonte: IHS Automotive e Barclays Capital

Economia e geopolítica

Ler a borra do café, ou seja, analisar os principais dados econômicos e geopolíticos para prever algo que vai acontecer no futuro próximo, é mais uma ferramenta para encontrar ideias. Esses dados podem desenhar um cenário amplo e ofuscar as informações específicas das empresas. O otimismo do comércio sazonal centrou-se na interpretação apaziguadora da política monetária dos bancos centrais globais pós-Grande Recessão como uma luz verde. O comando do FED para promover o pleno emprego e controlar a inflação levou a baixas taxas de juros, criando um ambiente altamente favorável para as ações.

Além das taxas de juros, você precisa entender os dados do emprego, as estatísticas salariais, a inflação, o crescimento do PIB, a confiança dos consumidores e a política tributária. Até certo ponto, eles estão inter-relacionados. Por exemplo, dados salariais fracos ou o subemprego podem sugerir a continuidade de uma política monetária apaziguadora; por outro lado, dados de inflação acelerada ou crescimento dos salários podem sinalizar aperto no FED à frente. Da mesma forma, os dados de crescimento do PIB, a confiança dos consumidores e a produção industrial são informativos por si só, ao mesmo tempo que fornecem insights sobre a (in)ação do FED. Amarrar todos esses pontos de dados "macro" permite que você invista adequadamente.

Eventos geopolíticos domésticos e globais, como eleições gerais, mudanças de regime e conflitos militares também precisam ser monitorados de perto. A interconectividade global é uma realidade, assim como as ramificações transfronteiriças, as políticas comerciais e tarifárias, os fluxos populacionais e as alianças econômicas. O mercado de ações dos Estados Unidos não está imune a eventos na China, na Europa e nos principais mercados emergentes, e vice-versa.

Em fevereiro de 2016, muitas empresas de alta qualidade negociaram materialmente devido a profundas preocupações com a desaceleração da economia chinesa. Mais tarde naquele ano, elas se recuperaram drasticamente. Deslocamentos globais muitas vezes criam pontos de entrada atraentes. Isto é especialmente verdadeiro para ações de qualidade, cuja tese fundamental permanece intacta. A votação do chamado Brexit em junho de 2016 também criou um deslocamento temporário do mercado. As ações foram negociadas significativamente em todas as áreas, mas recuaram logo depois.

Mudanças sazonais

Mudanças sazonais sopram ventos sustentáveis a favor das ações que estão no lado certo da brisa. Os investidores estão constantemente à procura de abalos sísmicos em tecnologia, nas preferências dos consumidores e nos dados demográficos. Isso se estende a todos os setores e regiões geográficas. Então, como identificar essas transformações?

Grande parte do tempero secreto envolve fazer o básico. Como observamos anteriormente, os investidores bem-sucedidos prestam atenção ao que está acontecendo no mundo. Eles são vorazes consumidores de notícias e observadores do dia a dia. As suas compras online, por exemplo, aumentaram exponencialmente. Agora você reserva a sua viagem online. Ao comprar um carro, você recebe uma série de novas opções eletrônicas. Quem se beneficia e quem sofre? Observações simples como essas podem orientar novas ideias de ações.

Por outro lado, cuidado com o burburinho sazonal. Basta ver a Amazon e o fenômeno do comércio eletrônico, que derrubou o varejo físico. Esse é de modo geral um jogo de soma zero, com grandes vencedores tomando conta dos eventuais perdedores.

O *timing* também é fundamental. Algumas mudanças sazonais podem levar anos para acontecer. Portanto, embora a sua tese possa estar certa, o seu cronograma pode estar errado. O que parece um maremoto pode se revelar apenas uma marola. Nesse meio-tempo, as suas escolhas de ações podem estagnar ou até cair.

Pior ainda, o jogo sazonal pode ser um falso positivo. Um produto brilhante de uma empresa, vindo de uma grande ideia, pode atrair forte resposta competitiva. Há inúmeros exemplos de iniciantes sendo esmagados por seguidores ágeis e capitalizados.

Então, vamos voltar aos vencedores sazonais. Os primeiros investidores em publicidade digital, smartphones e mídias sociais obtiveram retornos enormes em empresas como Alphabet, Apple e Facebook. Da mesma forma, aqueles que reconheceram a mudança radical no consumo de vídeos e apoiaram a Netflix colheram os frutos. Na próxima década, os investidores vão procurar a melhor maneira de realizar várias mudanças estruturais, entre elas a "economia compartilhada", a direção autônoma e a inteligência artificial.

Inflexões da indústria

Alguns investidores se especializam em setores específicos. Bens de consumo, energia, saúde, produtos indústrias e tecnologia vêm à mente. Esses especialistas se valem da expertise, de redes e bancos de dados de grande porte para identificar tendências e avaliar perspectivas. Como em qualquer especialização, esse tipo de insight leva vantagem contra as abordagens generalistas.

Em qualquer setor, certos dados movimentam desproporcionalmente as respectivas ações no mercado como um todo. As vendas de automóveis ditam o desempenho da ações das montadoras, as vendas no varejo afetam as marcas que os consumidores escolhem, e os lançamentos de imóveis impulsionam as construtoras. Elas também tendem a ter os seus próprios ciclos, que se correlacionam com a economia mais ampla em graus variados.

Idealmente, você quer encontrar jogadas de setores com ventos sazonais, "macro" e cíclicos favoráveis. Vamos dar uma olhada na indústria da TV a cabo nos Estados Unidos, no período de 2010 a 2017. Esse segmento normalmente prospera em uma economia expansionista, devido aos seus vínculos com gastos discricionários e de moradia. Também é relativamente resistente à recessão, devido ao seu modelo baseado em assinatura e ligado a produtos de necessidades básicas.

O início do ano de 2010 representou um ponto de inflexão para essa indústria, pois as tendências seculares se alinharam com a recuperação "macro" mais ampla (veja o Quadro 1.5). Antes, empresas como a Charter Communications (CHTR) e a Comcast Corporation (CMCSA) estavam envolvidas em uma disputa corpo a corpo com as empresas de telecomunicações tradicionais, como a AT&T (T), pelos novos assinantes de internet. A TV a cabo, porém, começou a emergir claramente como vencedora, devido à confiabilidade superior da rede, às velocidades de download mais rápidas e a um preço melhor. Os primeiros investidores desse setor surfaram nas tendências favoráveis por vários anos, enquanto os investidores de telecomunicações tiveram desempenho abaixo do esperado.

Mais amplamente, a sua análise do setor ajuda a alocar oportunidades com base no portfólio. Você pode identificar setores com ventos a favor cíclicos, "macro", sazonais ou estruturais, e evitar aqueles com ventos contrários. Por exemplo, você pode ver crescimento dinâmico em certos novos segmentos de mídia ou tecnologia e compensar na mesma medida, evitando ou mesmo reduzindo os setores doadores.

Quadro 1.5 Distribuição do aumento de assinantes de banda larga entre TV a cabo *versus* empresas de telecomunicações

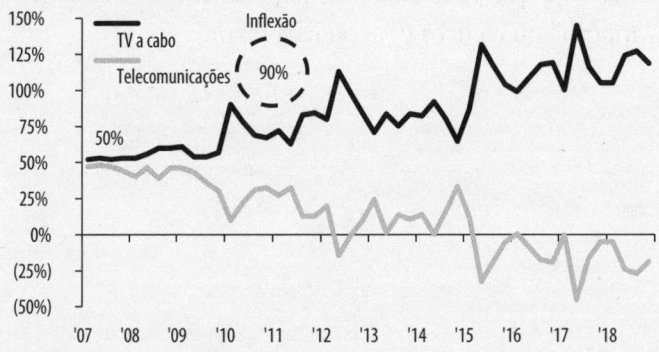

Fonte: Registros das empresas

Principais conclusões

- O processo de gerar ideias assume muitas formas, desde a leitura de padrões da indústria e as observações da vida cotidiana até ferramentas de triagem mais sofisticadas.

- A abordagem de baixo para cima foca os fundamentos individuais das empresas, enquanto a de cima para baixo busca oportunidades baseadas em temas "macro" ou sazonais.

- A abordagem de cima para baixo foca fatores econômicos e geopolíticos, além de ciclos e mudanças sazonais.

- Procure ideias de ações entre empresas subavaliadas, situações de fusões e aquisições, cisões, IPOs, reestruturações e recuperações, recompras e dividendos, entre outras.

- A maioria das ações "baratas" são assim por alguma razão; o importante é encontrar ações baratas que sejam mal compreendidas pelo mercado.

- A abordagem centrada em fusões e aquisições pode assumir várias formas: acordos de transformações, consolidação do setor, alvos naturais e compradores experientes.

- O ideal é que você encontre jogadas em setores com ventos "macro" ou cíclicos e sazonais a favor.

Capítulo 2 – Segundo passo: Identificação das melhores ideias

Agora que você tem uma lista de ideias, o que vem a seguir?

O processo inicial de geração de ideias descrito no primeiro passo foi projetado para produzir uma lista curta de ações para posterior consideração. Essa "lista curta", porém, pode incluir várias dezenas ou mais de ideias em potencial. Então, como analisar todas essas oportunidades de forma ordenada?

Desde o início, os profissionais recorrem a um processo organizado que ajuda a peneirar os investimentos em potencial, avaliando se eles merecem uma consideração adicional. Neste capítulo, fornecemos uma estrutura e um modelo de acompanhamento para ajudar a fazer isso. Nossa estrutura se concentra em *tese de investimento, modelo de negócios, gestão, riscos e considerações* e *finanças e valoração*.

Quando filtram ideias, os profissionais tendem a aplicar certos critérios ou "linhas claras", normalmente informadas por vencedores e perdedores anteriores. Esses critérios podem ser baseados em parâmetros financeiros relacionados a tamanho (porte), crescimento, rentabilidade, alavancagem ou valoração

— por exemplo, empresas com valor de mercado acima de US$ 1 bilhão, crescimento de lucros acima de 10% ao ano ou alavancagem abaixo de três vezes. Outros critérios podem ter foco em setores específicos, como bens de consumo, insumos industriais ou produtos de telecomunicações; ou ainda em situações como fusões e aquisições, cisões ou recuperações. Você desenvolverá as próprias regras de engajamento ao longo do tempo. Mas lembre-se de que o investimento bem-sucedido requer aprendizado e adaptabilidade contínuos. As "linhas claras" podem sempre ser revisitadas.

Quando você revisa a sua lista inicial, certas ideias podem saltar da página como investimentos potenciais importantes. Na maioria dos casos, porém, as ideias com maiores vantagens não são assim tão evidentes. Muitas vezes você precisará cavar fundo e desafiar os céticos, antes que todos os méritos da ação sejam descobertos.

Voltando ao nosso exemplo de IPO do primeiro passo, a Delphi se destacou como uma ação que valia a pena explorar. A mancha de sua falência ainda estava fresca, e a renovação de seus negócios ainda não tinha sido comprovada. Isso significava o afastamento de muitos investidores. Um desconto considerável de valoração contra os pares tornava-a ainda mais intrigante. No segundo passo, aplicaremos a nossa estrutura para esmiuçar melhor a oportunidade.

Estrutura da revisão de ideias

A estrutura do Quadro 2.1 foi projetada para identificar as melhores ideias de maneira organizada e concisa. Ela também fornece consistência a respeito de vários tipos de investimentos. À medida que se familiariza com a estrutura e desenvolve seus próprios critérios de investimento, rapidamente você aprenderá a eliminar as anomalias claras e a detectar os possíveis vencedores.

Quadro 2.1 Estrutura da revisão de ideias

I. Tese de investimento

II. Visão geral do negócio

III. Gestão

IV. Riscos e considerações

V. Finanças e valoração

Nos quadros 2.2A e 2.2B, fornecemos um "modelo de relatório de investimento" que ajuda a organizar a sua pesquisa sobre as potenciais oportunidades. Usamos como estudo de caso a Delphi no momento de sua IPO, em novembro de 2011. Dessa forma, o trabalho a seguir avalia se a ação tinha as características de um investimento atrativo naquele momento.

Os relatórios de investimento representam uma ferramenta essencial para os profissionais, pois facilitam o processo de revisão metódico e podem ser facilmente compartilhados com membros da equipe, ou comitês de investimento. Cada seção do modelo corresponde à estrutura de revisão de ideias previamente descrito. Embora nosso modelo seja um resumo sucinto de duas páginas, o relatório de investimento pode ser muito mais longo.

Nas páginas a seguir, vamos orientar você em cada seção do modelo, que tem formato de planilha do Microsoft Excel e pode ser personalizado de acordo com o setor ou a situação. O modelo também está disponível em nosso site: www.investinglikethepros. com [em inglês]. Embora muitos termos talvez pareçam estranhos para você no início, por favor, seja paciente, pois nós os explicaremos com mais detalhes ao longo do livro.

Quadro 2.2A Modelo de Relatório de Investimento

Delphi Automotive (DLPH)	Novembro de 2011

I. Tese de investimento

- **Fundamentos do negócio**: Trata-se do melhor fornecedor automotivo da categoria, que vem se beneficiando da recuperação cíclica das vendas globais de automóveis e das tendências sazonais de empresa "segura, verde e conectada", o que foi impulsionado por regulamentos e preferências do consumidor, bem como pelo crescimento desproporcional da China; depois da falência, ressurgiu com um renovado portfólio de produtos, área de cobertura da fabricação pelo melhor custo e balanço patrimonial limpo.

- **Gestão**: Tem uma equipe de peso, liderada pelo CEO Rod O'Neal, um veterano da GM/Delphi que supervisionou a Delphi durante a falência, quando a empresa eliminou negócios não lucrativos, estrutura de custos não competitiva e passivos onerosos; conta com o apoio de um conselho de gestão ativo, focado na criação de valor para o acionista.

- **Crescimento**: Espera-se que o EPS cresça a uma CAGR de dois dígitos em média nos próximos anos, impulsionado pelo crescimento das vendas em excesso na produção de veículos leves, devido à expansão de conteúdo por veículo, aumento da penetração de produtos em novas plataformas de veículos e recompras de ações.

- **Margens**: Estima-se que as margens de EBITDA (em linha com as melhores comparações) de menos de dois dígitos alcancem uma melhora até quase duas dezenas nos próximos cinco anos, devido ao mix de produtos, alavancagem operacional e 90% da mão de obra em países de melhor custo.

- **Retornos de capital**: Houve recompra da participação acionária de US$ 4,3 bilhões da General Motors antes da IPO, esperando um mix de recompras/dividendos daqui para a frente como alavancagem líquida de apenas 0,3 vez, sem grandes vencimentos por cinco anos, e US$ 1,45 bilhão em caixa.

- **Fusões e aquisições**: Há potencial de fusões e aquisições transformacionais ou *bolt-ons* em áreas importantes, como produtos projetados, para fortalecer posições de participação em mercados e para ganhar escala; oportunidade de poda adicional de portfólio, a fim de reavaliar o negócio básico.

- **Valoração**: Negocia como um fornecedor "vinculado à produção", a 3,5 vezes EV/EBITDA de 2013E, 5 vezes P/E e aproximadamente 15% de rendimento do FCF, mas deve negociar como os pares, "produtores sazonais" com múltiplos mais altos, dado o mix de produtos, as margens e o perfil de crescimento.

- **Catalisadores**: Rampa de lucros acelerada, aquisições transformacionais, alienações não essenciais, potencial início de nova recompra ou programa de dividendos e eventual venda de ações pelos atuais acionistas principais.

II. Visão geral do negócio

- **Descrição da empresa**: Fabricante de componentes de veículos que fornece soluções elétricas/eletrônicas, de propulsão, de segurança ativa e térmica, para os mercados globais de veículos automotivos e comerciais; 110 fábricas em 30 países e 102 mil funcionários.

- **Produtos e serviços**: Arquitetura elétrica (40% das vendas, conectores, conjuntos de fiação, centros elétricos), sistemas de propulsão (30%, processamento e injeção de combustível, combustão, controles eletrônicos), eletrônica e segurança (19%, controles de carroceria, recepção, *infotainment* [infoentretenimento]) e térmica (11%, sistemas de refrigeração e aquecimento).

- **Clientes e mercados finais:** Todos os 25 maiores fabricantes de equipamentos originais automotivos (OEMs) em todo o mundo; 21% das vendas para GM, 9% Ford, 8% VW, 6% Daimler, 5% Peugeot, 4% Renault, 3% Grupo Fiat; seus produtos são encontrados na maioria dos modelos de veículos mais vendidos.

- **Concorrência:** Ocupa a primeira ou a segunda posição em 70% de seus negócios; os principais concorrentes incluem: BorgWarner, Bosch, Continental, Denso, Harman, Sumitomo e Yazaki.

- **Exposição geográfica:** 33% na América do Norte, 43% na Europa, 16% na Ásia, 8% na América do Sul (a partir de 2010); espera-se que a Ásia seja responsável por mais de 50% do crescimento das vendas nos próximos cinco anos.

III. Gestão

- **CEO Rod O'Neal:** Patrimônio de US$ 30 milhões; CEO desde janeiro de 2007 e COO desde janeiro de 2005; passou 40 anos na GM/Delphi.

- **Histórico:** Na direção do conselho e dos principais acionistas, supervisionou a reestruturação da Delphi, que reduziu as linhas de produtos de 119 para 33, e os segmentos de negócios de sete para quatro; reduziu os salários por hora, aumentou a força de trabalho temporária e corrigiu o lucro operacional, de -US$ 1,3 bilhão para +US$ 1,7 bilhão.

- **Estrutura da remuneração:** Vinculada a alcançar os limites do valor de mercado, bem como as principais métricas de desempenho financeiro, ou seja, EBITDA (ponderação de 70%), FCF (20%) e reservas de vendas (10%).

- **Reputação:** Especialista no setor industrial: "Sua força está com os clientes; passa a maior parte do tempo fechando negócios. Lidera no front, cercado dos melhores talentos do setor".

- **CFO Kevin Clark:** Patrimônio de US$ 15 milhões, CFO desde julho de 2011; cofundador de empresa de *private equity*, anteriormente CFO da Fisher Scientific (de 2001 a 2006), onde ajudou a gerar retornos anuais de 20% e aumento do EPS em 27% da CAGR.

IV. Riscos e considerações

- **Ciclo automotivo:** Negócio subjacente vinculado aos níveis de produção; durante a última recessão, a produção de automóveis do pico ao fundo do poço foi de -43% na América do Norte e -15% em base global.

- **Exposição europeia:** Níveis de produção na UE previstos para declinar no curto prazo, dadas as condições "macro", e os altos níveis das ações; compensado por 25% das vendas europeias para OEMs de luxo, que são primordialmente exportados internacionalmente.

- **China e mercados emergentes:** Condições econômicas potencialmente voláteis e dinâmica competitiva do mercado local.

- **Câmbio:** 65% do faturamento gerado fora da América do Norte, sujeito a variação nos lucros relatados devido à exposição ao peso mexicano, ao euro, ao yuan e à libra esterlina.

- **Matérias-primas:** Os insumos primários de produção são cobre e resinas, dependentes da capacidade de repassar aumentos de preços, em caso de picos súbitos dessas commodities.

Quadro 2.2B Modelo de Relatório de Investimento (continuação)

Delphi Automotive (DLPH)

(US$ em milhões, exceto dados por ação; ações em milhões)   Fim do ano fiscal   31 de dezembro

V. Finanças e valoração

| | | | | Setor | Automotivo |
| | | | | Classificações corporativas | Ba2 / BB |

Dados de mercado

Preço da ação	Retorno em 52 Semanas %	Altas em 52 semanas	Ações diluídas	Valor de mercado	Valor da empresa	Volume médio diário
$22.00	NA	100%	328	$7,221	$8,501	NA

Resumo financeiro

	Histórico			Projetado		
	2009A	2010A	2011E	2012E	2013E	2014E
Vendas	$11,755	$13,817	$16,039	$16,594	$18,023	$19,507
% de crescimento	(30.1%)	17.5%	16.1%	3.5%	8.6%	8.2%
Lucro bruto	$228	$2,049	$2,526	$2,671	$2,991	$3,335
% de margem	1.9%	14.8%	15.7%	16.1%	16.6%	17.1%
EBITDA	$84	$1,633	$2,044	$2,157	$2,433	$2,731
% de margem	0.7%	11.8%	12.7%	13.0%	13.5%	14.0%
% de crescimento	NM	NM	25.2%	5.5%	12.8%	12.2%
D&A	$679	$421	$478	$490	$532	$575
Lucro líquido	($866)	$631	$1,072	$1,180	$1,371	$1,577
% de margem	(7.4%)	4.6%	6.7%	7.1%	7.6%	8.1%
Ações diluídas	686	686	328	324	314	304
EPS	($1.26)	$0.92	$3.27	$3.65	$4.36	$5.19
% de crescimento	NM	NM	255.0%	11.7%	19.7%	19.0%
Dinheiro de operações	($98)	$1,142	$1,356	$1,639	$1,836	$2,083
Menos: capex	(409)	(500)	(629)	(747)	(811)	(878)
Fluxo de caixa livre	($507)	$642	$727	$892	$1,025	$1,205
% de crescimento	NM	NM	13.2%	22.8%	14.9%	17.5%
FCF/S	($0.74)	$0.94	$2.21	$2.76	$3.26	$3.97
% de crescimento	NM	NM	136.7%	24.5%	18.4%	21.5%

Estatísticas de crédito

Juros especiais	8	30	123	123	121	120
Dívida total	396	289	2,103	2,028	1,992	1,956
Dinheiro	3,107	3,219	1,455	2,012	2,651	3,370
EBITDA / Juros especiais	10.5x	54.4x	16.6x	17.5x	20.0x	22.7x
(EBITDA-Cpx.) / Juros especiais	NM	37.8x	11.5x	11.5x	13.4x	15.4x
Dívida/ EBITDA	4.7x	0.2x	1.0x	0.9x	0.8x	0.7x
Dívida líquida/ EBITDA	NM	(1.8x)	0.3x	0.0x	(0.3x)	(0.5x)

Valoração e retornos

EV / Vendas	0.7x	0.6x	0.5x	0.5x	0.5x	0.4x
EV / EBITDA	NM	5.2x	4.2x	3.9x	3.5x	3.1x
P / E	NM	23.9x	6.7x	6.0x	5.0x	4.2x
P / FCF	NM	23.5x	9.9x	8.0x	6.7x	5.5x
Rendimento do FCF	NM	4.3%	10.1%	12.5%	14.8%	18.0%
ROIC	NM	12.6%	20.5%	22.3%	25.4%	28.8%
Rendimento de dividendos	-	-	-	-	-	-
Recompras	$0	$0	$4,738	$250	$350	$450

Comparable Companies

Empresa	Marcador	EV / EBITDA		P / E		Rendimento do FCF		Dívida/EBITDA			EPS
		12E	13E	12E	13E	12E	13E	EBITDA	Margem	ROIC	CAGR
Autoliv	ALV	4.2x	4.0x	7.9x	7.6x	9.6%	9.8%	0.6x	14%	16%	2%
BorgWarner	BWA	7.8x	6.8x	13.1x	11.0x	5.9%	7.2%	1.8x	15%	13%	17%
Harman	HAR	6.0x	5.3x	13.5x	11.9x	8.2%	8.2%	1.3x	10%	7%	17%
Magna	MGA	3.5x	3.1x	7.7x	6.5x	8.6%	10.5%	0.1x	7%	9%	15%
Tenneco	TEN	4.3x	3.8x	8.4x	7.0x	9.7%	11.3%	2.2x	8%	14%	NM
Delphi	DLPH	3.9x	3.5x	6.0x	5.0x	12.5%	14.8%	1.0x	13%	21%	17%
Média		5.1x	4.6x	10.1x	8.8x	8.4%	9.4%	1.2x	11%	12%	16%

A fórmula mágica para investir como um profissional

I. Tese de investimento

A tese de investimento é exatamente o que parece: o mérito central que sustenta o direito de propriedade de uma determinada ação. É o próprio fundamento da tomada de decisão de investimento, que justifica a razão pela qual você acredita que vale a pena possuir a ação.

A tese deve ser sucinta, organizada e acessível. Ele também precisa ser cuidadosamente examinada. Os pontos fortes potenciais devem ser pesados contra os riscos, com conforto suficiente adquirido a respeito de questões críticas. No Quadro 2.3, apresentamos os principais componentes de uma tese de investimento.

Quadro 2.3 Componentes da tese de investimento

- Racionalidade do negócio
- Gestão
- Crescimento
- Margens
- Retornos de capital
- Fusões e aquisições
- Valoração
- Catalisadores

A seguir, detalhamos a tese de investimento da Delphi, que corresponde ao Quadro 2.2A.

Racionalidade do negócio: Por que vale a pena possuir essa empresa? Qual é o seu tempero especial? O que a torna bem-sucedida? Às vezes, isso pode parecer bastante óbvio Mas, em geral, você precisa cavar mais fundo para descobrir se existe um fosso ou uma vantagem sustentável.

> Delphi: "Trata-se do melhor fornecedor automotivo da categoria, beneficiando-se da recuperação cíclica das vendas

globais de automóveis e das tendências sazonais de empresa "segura, verde e conectada", impulsionada por regulamentos e preferências do consumidor, bem como pelo crescimento desproporcional da China; depois da falência, ressurgiu com um portfólio de produtos reorientado, área de cobertura da fabricação pelo melhor custo e balanço patrimonial limpo."

Gestão: Qual é o histórico da gestão em termos de operação do negócio e de entrega de valor para os acionistas? O conselho está desempenhando um papel ativo visando ajudar a moldar a estratégia e a visão da empresa?

> Delphi: "Tem uma equipe de peso, liderada pelo CEO Rod O'Neal, um veterano da GM/Delphi que supervisionou a Delphi durante a falência, quando a empresa eliminou negócios não lucrativos, estrutura de custos não competitiva e passivos onerosos; conta com o apoio de um conselho de gestão ativo, focado na criação de valor para o acionista."

Crescimento: A empresa está crescendo rapidamente? Ela é sustentável? O crescimento é principalmente orgânico ou impulsionado por aquisições, ou por uma combinação de ambos? Quais são as tendências sazonais? As taxas de crescimento se comparam aos pares do setor? Existem geradores de lucros financeiros/não operacionais, como recompras, refinanciamentos ou perdas operacionais líquidas (NOLs)?[1]

> Delphi: "Espera-se que o EPS cresça a uma CAGR de dois dígitos em média nos próximos anos, impulsionado pelo crescimento das vendas em excesso na produção de veículos leves, devido à expansão de conteúdo por veículo, aumento da

---

1 A compensação de NOL (*NOL carriforward*) é uma perda incorrida em um período anterior que pode ser usada para compensar lucros tributáveis futuros.

penetração de produtos em novas plataformas de veículos e recompras de ações."

Margens: Como as margens se comparam aos níveis históricos? Qual é a trajetória? Elas são mais altas ou mais baixas que as dos pares? Se menores, existe um caminho claro para a melhoria, por exemplo, redução de custos, alavancagem operacional,[2] poder de precificação, mix de produtos? Se maiores, a empresa tem vantagens de custos ou eficiências de escala? Ou é apenas um benefício temporário devido a *hedges* bem-sucedidas de matérias-primas ou interrupções de concorrentes?

> Delphi: "Estima-se que as margens de EBITDA (em linha com as melhores comparações) de menos de dois dígitos alcancem quase duas dezenas nos próximos cinco anos, devido ao mix de produtos, alavancagem operacional e 90% da mão de obra em países de melhor custo (BCCs)."

Retornos de capital: A empresa possui um programa de recompra de ações ou de dividendos? Existe capacidade suficiente de geração de FCF ou balanço patrimonial para suportar níveis mais altos de recompra ou dividendos?

> Delphi: "Recomprou a participação acionária de US$ 4,3 bilhões da General Motors antes da IPO, esperando um mix de recompras/dividendos daqui para a frente como alavancagem líquida de apenas 0,3x, sem grandes vencimentos por cinco anos e US$ 1,45 bilhão em caixa."

Fusões e aquisições: Qual é o histórico de M&A da empresa? Qual é o estado do atual ambiente de fusões e aquisições e o de

---

2 Até que ponto cada dólar de vendas incrementais se traduz em lucro operacional incremental.

financiamento? Existem metas acionáveis com vendedores motivados? Os preços dos ativos são razoáveis? A própria empresa é um alvo potencial? Ela possui ativos não essenciais que podem ser girados ou vendidos?

> Delphi: "Potenciais fusões e aquisições transformacionais ou *bolt-ons* em áreas importantes, como produtos projetados, para fortalecer posições de participação em mercados e para ganhar escala; oportunidade de poda adicional de portfólio, a fim de reavaliar o negócio básico."

Valoração: A empresa negocia com prêmios ou descontos para os pares e o mercado? Por quê? Como a valoração atual se compara aos níveis históricos? A ação está barata em relação à qualidade do negócio, à perspectiva de crescimento, ao potencial de margem e aos retornos?

> Delphi: "Negocia como um fornecedor 'vinculado à produção', a 3,5 vezes EV/EBITDA de 2013E, 5 vezes P/E, e aproximadamente 15% de rendimento do FCF, mas deve negociar como os pares, 'produtores seculares' com múltiplos mais altos, dado o mix de produtos, as margens e o perfil de crescimento."

Catalisadores: Existem catalisadores de curto, médio ou longo prazo para elevar o preço das ações? É provável que a empresa supere as estimativas de lucros e/ou aumente a orientação? Espera-se que os lançamentos de novos produtos sejam impactantes? Existe um novo programa de recompra ou anúncio de dividendos no horizonte? A empresa pretende realizar fusões e aquisições ou desmembrar unidades não essenciais? É provável que algum investidor ativista entre e pressione por mudanças em larga escala?

> Delphi: "rampa de lucros acelerada, aquisições transformacionais, alienações não essenciais, potencial início de nova

recompra ou programa de dividendos e eventual venda de ações pelos atuais acionistas principais."

II. Visão geral do negócio

Compreender "o que a empresa realmente faz" é fundamental para a sua tese de investimento. Sim, é simples assim. No entanto, bem poucas pessoas realmente entendem o negócio por trás das ações que compram.

Da próxima vez que alguém lhe oferecer uma ação em um coquetel, pergunte: "O que a empresa faz?" ou "Como ganha dinheiro?". Experimente qualquer uma das ações FAANG. Como elas realmente geram seus lucros? Não se surpreenda se você se deparar com hesitação, ou com um silêncio constrangedor.

Então, onde começa o processo de compreensão do negócio? Recomendamos que você comece revisando o site da empresa, os formulários da SEC (10-Ks[3] e 10-Qs[4] ou S-1[5] se aplicável), e as apresentações mais recentes a investidores.[6] Os relatórios de pesquisa do lado das vendas também são úteis para você se atualizar rapidamente. Felizmente, você deve ter acesso à pesquisa por meio de sua(s) conta(s) de corretagem.[7]

---

3 O Formulário 10-K é um relatório anual arquivado na SEC por um registrador público que fornece uma visão abrangente da empresa e do desempenho do ano anterior. Normalmente, é arquivado até 60 dias após o fim do ano fiscal da empresa. Os formulários da SEC estão disponíveis nos sites corporativos ou em www. sec.gov.

4 O Formulário 10-Q é um relatório trimestral arquivado na SEC, normalmente até 45 dias após o fim do trimestre fiscal da empresa.

5 O Formulário S-1 é a declaração de registro na SEC para uma empresa que pretende abrir o capital e listar em bolsa de valores dos Estados Unidos.

6 Veja a seção "Relações com Investidores" ou "Investidores" no site da empresa.

7 A maioria das corretoras oferece aos investidores individuais acesso a pesquisas internas ou de afiliadas.

Além de uma descrição da empresa, as principais áreas de foco do nosso modelo de relatório de investimento incluem produtos e serviços, clientes e mercados finais, concorrência e exposição geográfica (veja o Quadro 2.4).

Quadro 2.4 Visão geral do negócio

- Descrição da empresa
- Produtos e serviços
- Clientes e mercados finais
- Concorrência
- Exposição geográfica

Descrição da empresa

A compreensão das principais operações de negócios da empresa é a porta de entrada para tudo o que se segue. A seção "Descrição da empresa" afirma que a Delphi é:

> fabricante de componentes de veículos que fornece soluções elétricas/eletrônicas, de propulsão, de segurança ativa e térmica, para os mercados globais de veículos automotivos e comerciais; 110 fábricas em 30 países, e 102 mil funcionários.

Toda empresa de capital aberto é categorizada por setor, que se refere à indústria ou aos mercados em que atua. Exemplos incluem produtos de consumo, de saúde, industriais e de tecnologia, entre outros. Essas classificações podem ser ainda categorizadas em subsetor e geografia. As classificações setoriais e geográficas são importantes para fornecer insights cruciais sobre fatores de crescimento, dinâmica competitiva e riscos. O mercado processa essas classificações de acordo com isso, na formulação de uma valoração.

A Delphi, por exemplo, é uma empresa de produtos industriais do setor automotivo, subsetor de fornecedores automotivos, e opera globalmente com um negócio chinês de grande porte. Embora as categorizações da Delphi sejam diretas, outras empresas podem ser mais difíceis de definir. A Amazon.com vem à mente: é uma companhia de tecnologia ou se enquadra no varejo, na logística ou em algo ainda a ser determinado?

Além do setor, do subsetor e da geografia, uma breve descrição da empresa apresenta informações importantes sobre a Delphi. Primeiro, a organização fornece componentes para OEMs automotivos.[8] Isso significa que as vendas são impulsionadas pela demanda automotiva global com as respectivas oportunidades e os respectivos desafios. Em seguida, a empresa possui uma grande base de clientes e atua em diversos países, o que sugere vantagens de escala e alcance global.

Produtos e serviços

Os produtos e os serviços estão no centro do modelo de negócios da empresa. As principais categorias de produtos são diretas, por exemplo: autopeças, alimentos e bebidas, dispositivos móveis, medicamentos controlados e aço. Eles variam de commodities a produtos especiais. Os principais serviços incluem: serviços bancários, consultoria, distribuição, hospedagem e telecomunicações.

A seção de produtos e serviços fornece uma lista das principais ofertas da Delphi:

> arquitetura elétrica (40% das vendas, conectores, conjuntos de fiação, centros elétricos), sistemas de propulsão (30%, processamento e injeção de combustível, combustão, controles eletrônicos), eletrônica e segurança (19%, controles de

---

8 OEMs automotivos (fabricantes de equipamentos originais) referem-se a fabricantes de carros e caminhões, por exemplo: GM, Ford e Volkswagen.

carroceria, recepção, *infotainment* (info-entretenimento) e térmica (11%, sistemas de refrigeração e aquecimento).

Os principais produtos e serviços da Delphi eram apoiados por forte dinâmica de crescimento sazonal. Os requisitos regulatórios mais rígidos estavam aumentando a segurança e a eficiência dos combustíveis nos automóveis. Enquanto isso, os consumidores exigiam *infotainment* e conectividade aprimorada do veículo. De acordo com nosso primeiro passo, os indicadores sazonais prometiam crescimento acima do mercado, ao mesmo tempo que ajudavam a isolar a empresa das flutuações do mercado e da ciclicidade.

Ao explorar os principais produtos, sugerimos que você visite o site corporativo para revisar fotos e descrições. Uma diligência mais profunda, após o segundo passo, envolve experimentar os produtos e serviços por conta própria, na medida do possível. Eles são únicos? São essenciais para os clientes? Existem substitutos mais baratos? Onde se encaixam no ecossistema do setor subjacente? Esses quesitos indicam a sustentabilidade de longo prazo de um negócio.

Clientes e mercados finais

Os *clientes* são os compradores dos produtos e serviços da empresa. A quantidade e a diversidade dos clientes são importantes. Algumas empresas atendem a uma ampla base, enquanto outras visam um mercado especializado ou de nicho.

Baixa concentração de clientes normalmente se traduz em menor risco. Ao mesmo tempo, uma base considerável, e de longa data, ajuda a fornecer visibilidade e conforto em relação a fluxos de caixa futuros.

Os *mercados finais* são os amplos mercados subjacentes nos quais uma empresa vende seus produtos e serviços. Os mercados finais precisam ser diferenciados dos clientes. Uma empresa pode vender

A fórmula mágica para investir como um profissional

no mercado de construção, para varejistas ou fornecedores, mas não para construtoras.

A seção de clientes e mercados finais da Delphi observa que a empresa vende seus produtos para:

> todos os 25 maiores fabricantes de equipamentos originais automotivos (OEMs) em todo o mundo; 21% das vendas para GM, 9% Ford, 8% VW, 6% Daimler, 5% Peugeot, 4% Renault, 3% Grupo Fiat; seus produtos são encontrados na maioria dos modelos de veículos mais vendidos.

A Delphi diversificou muito a sua base de clientes ao longo dos anos, depois de ser mais de 75% dependente da GM apenas uma década antes. Na IPO, a GM foi o único cliente que representou mais de 10% das vendas. Além disso, os produtos da Delphi eram usados em 17 dos 20 modelos de veículos mais vendidos nos Estados Unidos, 65% dos modelos líderes na China, e em todos os principais modelos da Europa. Embora essa diversificação fosse útil caso algum cliente, modelo ou região sofresse um revés, a exposição aos mercados emergentes representava maior volatilidade.

Concorrência

O número de participantes em um determinado setor industrial e a natureza de sua interação são críticos para o sucesso de qualquer empresa. Os concorrentes podem variar de nenhum (monopólio), poucos selecionados (oligopólio) até muitas dezenas de companhias que oferecem produtos e serviços semelhantes.

Normalmente, quanto menos concorrentes, melhor. Essa relação, porém, não é infalível. Um ou dois maus atores podem arruinar o ambiente competitivo. Da mesma forma, mesmo as indústrias com múltiplos *players* podem ser atraentes, dependendo do comportamento deles.

A seção de concorrência para a Delphi afirma que a empresa: "ocupa a primeira ou a segunda posição em 70% de seus negócios; os principais concorrentes incluem: BorgWarner, Bosch, Continental, Denso, Harman, Sumitomo e Yazaki".

A "Nova Delphi" reconfigurou estrategicamente o portfólio para enfocar categorias de crescimento sazonais, nas quais tinha posições de liderança, e estava preparada para vencer. Esse foi um afastamento acentuado da "Velha Delphi", que tentava fornecer tudo a todos. O resultado foi a redução de 119 para 33 linhas de produtos.

Isso significava que a Delphi tinha começado a se diferenciar do grupo mais amplo de pares. A empresa estava migrando para a categoria de fornecedores de especialidades mais sofisticadas, com cerca de meia dúzia de concorrentes verdadeiramente globais. Embora até essa subcategoria fosse ferozmente competitiva, a Delphi tinha várias vantagens contra os demais.

De uma perspectiva competitiva, a área de cobertura global estratégica e a base de baixo custo da Delphi proporcionaram vantagens de serviço, qualidade e preço. A empresa também abrigava uma ampla base de produtos específicos em plataformas de carros novos e existentes, o que aumentou a adesão do cliente. Além disso, a cultura renovada da empresa, baseada em engenharia, fornecia produtos de última geração.

O forte alinhamento entre a equipe de gestão da empresa liderada por Rod O'Neal e a diretoria ativa também foi um diferencial importante. Juntos, eles promoveram um foco rigoroso na criação de valor, que permeou toda a empresa. Isso ficou demonstrado pela melhoria contínua de custos, pela alocação eficiente de capital e pela fluência operacional e financeira conjunta.

Exposição geográfica

As empresas que se baseiam em e vendem para distintas regiões podem diferir substancialmente em termos dos principais indicadores e das características dos negócios. Assim, elas tendem a ser fundamentalmente diferentes em taxas de crescimento, dinâmicas competitivas, caminho(s) para o mercado, estruturas de custos e oportunidades/riscos.

Um negócio centrado nos Estados Unidos, por exemplo, provavelmente terá desempenho diferente de outro com extensas operações globais. As moedas também possuem importante papel no comportamento financeiro. Como resultado, empresas semelhantes do ponto de vista de negócios podem ter desempenho financeiro e valorações significativamente diferentes devido à área de cobertura.

A seção de exposição geográfica para a Delphi observa que a empresa está presente: "33% na América do Norte, 43% na Europa, 16% na Ásia, 8% na América do Sul (a partir de 2010); espera-se que a Ásia seja responsável por mais de 50% do crescimento das vendas nos próximos cinco anos".

O amplo mix geográfico da Delphi oferecia tanto oportunidades como riscos. A base de apoio norte-americana fornecia uma base estável no mercado mais confiável do mundo. A Ásia, e particularmente a China, cumpriram a promessa de retornos enormes no maior – e de mais rápido crescimento – mercado do mundo. Enquanto isso, a Europa era o maior contribuinte da Delphi para as vendas, mas estava madura e enfrentava ventos contrários de curto prazo, com potenciais declínios na produção automotiva. No terceiro passo, vamos explorar as perspectivas e as implicações para cada um desses mercados exclusivos.

III. Gestão

Os CEOs fortes têm profunda compreensão e concentram o foco no valor para os acionistas. Eles são adeptos da formulação e da execução de uma estratégia sólida diretamente ligada à geração de fluxo de caixa, aos retornos e às métricas por ação. Os principais CEOs tendem a ser bons comunicadores com os investidores, eficazes em articular as suas estratégias e as oportunidades de investimentos em suas ações. Claro, falar é fácil. Então, a visão deles precisa ser apoiada pelo desempenho. A mesma coisa vale para outros cargos importantes que são essenciais para a estratégia da empresa, como: CFO, COO ou os membros do conselho.

Os investidores sempre debatem se devem apostar no cavalo ou no jóquei. Muitos acreditam firmemente na primeira opção. A implicação é que nem mesmo o melhor CEO pode consertar uma empresa fundamentalmente falha; ou que um grande negócio pode funcionar sozinho. Mas por que o debate? Por que não ter os dois: um negócio atraente, com um ótimo CEO e uma ótima equipe?

Pouca gente discordaria que a gestão é um fator crítico de sucesso, independentemente do negócio. No mínimo, as empresas de qualidade exigem líderes talentosos para mantê-las no caminho certo. Mais realisticamente, elas são desafiadas todos os dias a elevar o desempenho e a ficar um passo à frente da concorrência. No outro extremo do espectro, as empresas problemáticas exigem gestão qualificada para navegar em tempos difíceis e acertar o rumo do barco.

A avaliação da gestão da empresa é parte fundamental da *due diligence*. Para muitos investidores, um CEO forte é um fator decisivo. Alguns CEOs são seguidos quase cegamente pelos investidores. O Quadro 2.5 descreve a estrutura básica para fazer a avaliação da qualidade do CEO ou da equipe de gestão.

Quadro 2.5 Avaliação da gestão

- Histórico
- Estrutura da remuneração
- Reputação

Histórico

Talvez o melhor indicador da qualidade do CEO seja o histórico, principalmente os retornos aos acionistas. Examine o desempenho do preço das ações sob a liderança do CEO, inclusive contra os pares e contra índices como o S&P 500. Você também deve estudar as vendas e o crescimento dos lucros, tanto em termos absolutos quanto relativos.

É claro que o histórico anterior pode ser enganoso e "o desempenho passado nem sempre é um indicador de sucesso futuro". Pode ser difícil separar o que são tendências favoráveis do setor do desempenho do CEO ou apenas pura sorte. No entanto, é atraente um histórico de desempenho consistente, superior ao dos pares em várias empresas e em vários ciclos.

Um desses CEOs é John Malone, lendário criador de valor. Como chefe da Tele-Communications (TCI) de 1973 até sua aquisição pela AT&T em 1999, Malone elevou o preço das ações subajustadas divididas de menos de US$ 0,25 para mais de US$ 65. Isso representou um retorno anualizado de 30% contra 14% para o S&P 500 no mesmo período. Desde então, Malone esteve envolvido com dezenas de outras empresas de capital aberto que geraram retornos acima do mercado.

Na Delphi, Rod O'Neal se tornou presidente e COO em janeiro de 2005 e foi promovido a CEO em janeiro de 2007. Ao tomar as rédeas de uma empresa falida e com uma estrutura de custos pouco competitiva, O'Neal liderou uma equipe que implementou um plano de ação ousado. A Delphi reduziu drasticamente o número de linhas de produtos, eliminou sindicatos onerosos, migrou 91% da força de trabalho horária para BCCs e alienou várias unidades deficitárias.

O CFO Kevin Clark, o lugar-tenente de O'Neal, tinha demonstrado um histórico que remontava aos seus dias na Fisher Scientific. Ele se mostrara particularmente hábil em disciplina de custos, alocação de capital e fusões e aquisições. Além disso, Jack Krol, o presidente, chegou à Delphi com um histórico de 30 anos de sucesso na DuPont, uma das maiores e mais sofisticadas empresas industriais globais do mundo.

O Quadro 2.6 mostra o impacto das ações dessa equipe:

Quadro 2.6 A transformação da Delphi

Transformação da Delphi			
	2005	**2010**	**Diferença %**
Métricas de negócios			
Linhas de produtos	119	33	(72%)
Segmentos de negócios	7	4	(43%)
Efetivo de pessoal	200 mil	102 mil	(49%)
Emprego por UAW	23K	-	(100%)
Mão de obra em BCCs	30%	91%	61%
Força de trabalho flexível	8%	30%	22%
Responsabilidade de pensão e OPEB	US$ 9,2 bilhões	US$ 0,7 bilhão	(92%)
Gastos com SG&A	US$ 1,6 bilhão	US$ 0,9 bilhão	(44%)
Capex	US$ 1,2 bilhão	US$ 0,5 bilhão	(58%)
Mix de vendas (% do total)			
Mix geográfico			
América do Norte	68%	33%	(35%)
Europa	25%	43%	18%
Ásia-Pacífico	2%	16%	14%
América do Sul	5%	8%	3%
Mix de clientes			
General Motors	48%	21%	(27%)
Ford	5%	9%	4%
Volkswagen	3%	8%	5%

A fórmula mágica para investir como um profissional

Estrutura da remuneração

O direito de propriedade em participações acionárias e a estrutura da remuneração dos executivos também são informativas. Os incentivos vinculados a ações e metas de desempenho ambiciosas ou as dificuldades no preço das ações tendem a sinalizar convicção.

O CEO Rod O'Neal e o CFO Kevin Clark foram altamente incentivados a gerar valor para os acionistas da Delphi. Como parte do plano de incentivos da empresa, projetado pelo conselho em colaboração com a Silver Point e a Elliott (e apelidado de plano de criação de valor), O'Neal e Clark receberam 1,35 milhão e 675 mil ações, respectivamente, o que equivale a aproximadamente US$ 30 milhões e US$ 15 milhões, respectivamente, ao preço da IPO de US$ 22, criando assim um forte alinhamento com os acionistas. Além disso, a remuneração anual no futuro estava vinculada aos principais obstáculos financeiros ponderados em relação a EBITDA (70%), FCF (20%) e reservas de vendas (10%).

Reputação

Embora a reputação do CEO possa ser subjetiva, algumas investigações iniciais podem ser bastante reveladoras. À medida que os profissionais levam mais a sério a oportunidade de uma ação, eles consultam os líderes do setor, os concorrentes e os analistas de pesquisas do lado da venda. É claro que as evidências anedóticas precisam ser cruzadas com suporte factual e histórico.

Além da excelência operacional e da criação de valor para os acionistas, você precisa se sentir confortável a respeito da bússola moral e da confiabilidade da gestão. De acordo com o ditado "o peixe apodrece da cabeça para baixo", a maioria das fraudes e irregularidades contábeis pode ser rastreada até a alta gestão. Ter confiança na ética da equipe desde o início ajuda a eliminar um grande risco.

Ao longo de seus mais de 40 anos na Delphi e em sua antecessora GM, O'Neal conquistou forte reputação de liderança e integridade dentro e fora da empresa. Durante a falência, O'Neal supervisionou um plano de ação de alto impacto que o conselho e os acionistas controladores ajudaram a moldar e concretizar. A execução bem-sucedida também exigia que os funcionários da empresa entrassem em ação, apesar das dores e das distrações da falência.

IV. Riscos e considerações

A avaliação de risco refere-se à identificação e à quantificação dos fatores que podem inviabilizar a sua tese de investimento. Você precisa pensar muito sobre o que pode dar errado. Essas armadilhas podem variar de amplos riscos "macro", a questões altamente detalhadas, específicas da empresa ou do setor. Alguns riscos são mais significativos, outros podem ser mitigados e há ainda os que estão fora do controle da empresa.

É claro que qualquer tomada de decisão de investimento traz riscos. O importante é identificá-los com precisão e processá-los o mais rapidamente possível. Riscos consideráveis podem representar oportunidades consideráveis. Podem existir vantagens substanciais em empresas com problemas, por meio de recuperação cíclica, reestruturação, desalavancagem, nova estratégia ou atualização da gestão. Da mesma forma, uma situação de baixo risco pode representar perspectivas limitadas para retornos atraentes.

Apesar disso, a relação "risco/recompensa" precisa ficar intacta: um risco mais alto precisa ser compensado com retornos mais altos. Ao quantificar os riscos associados a determinada ação, você pode compará-los com o potencial de valorização e tomar uma decisão informada. Essa é uma parte crítica do estabelecimento do preço-alvo para determinada ação (veja o quarto passo).

Nesse sentido, as empresas de capital aberto fornecem alguma ajuda aos investidores. Elas são obrigadas a listar e a discutir os riscos prevalentes enfrentados pelo negócio em seus registros 10-K, em uma seção intitulada "Fatores de risco". Embora eles forneçam diretrizes úteis, é imperativo que você faça seu próprio trabalho e forme suas próprias opiniões sobre os riscos mais graves.

Algumas empresas, como as de bens de consumo essenciais, são relativamente estáveis, com riscos vinculados à economia em geral ou a problemas com fornecedores. Outras, como as automotivas ou as siderúrgicas, são mais cíclicas, com riscos ligados aos mercados finais subjacentes, às commodities e às moedas. Outras ainda podem enfrentar riscos fundamentais de obsolescência ou substituição, como o varejo físico de tijolo e cimento da construção civil.

Para a Delphi, nós fornecemos uma visão geral resumida dos principais riscos no Quadro 2.2A, bem como uma avaliação abrangente no terceiro passo. Considerando a saída da empresa da falência em 2009, e o declínio dramático do setor automotivo durante a Grande Recessão, a natureza cíclica da produção automotiva global foi o principal risco. O sentimento dos investidores foi realmente desafiador na época.

A forte exposição da empresa na Europa também exigiu escrutínio, considerando a fraca perspectiva de curto prazo. Enquanto isso, a espetacular história de crescimento da China mascarou a potencial volatilidade e a incerteza geopolítica. Subjacente à exposição europeia e à exposição chinesa, estava o risco cambial, com 65% das vendas denominadas em moedas diferentes do dólar americano (USD). A volatilidade nas taxas de câmbio de moedas estrangeiras (FX) poderia diminuir os lucros relatados em USD ou impactar negativamente a competitividade dos preços.

Por fim, os picos das matérias-primas representavam uma ameaça potencial às margens, principalmente as grandes flutuações no preço dos produtos de cobre e resina. Embora a Delphi tivesse um histórico de repassar os aumentos de custos aos clientes, não havia garantias no futuro. Ao mesmo tempo, a crescente exposição da empresa aos mercados emergentes fornecia uma proteção natural contra os picos de preços das matérias-primas. Os preços das commodities e o desempenho dos mercados emergentes tendem a ser altamente correlacionados.

V. Finanças e valoração

Neste ponto, você já tem alguma compreensão básica do negócio e formulou alguma tese. Agora, é hora de explorar as finanças e a valoração da empresa. Quanto às finanças, preste especial atenção às principais tendências e oportunidades de melhoria. Quanto à valoração, esteja em alerta máximo para descontos (ou prêmios) injustificados contra os pares.

No Quadro 2.7, descrevemos as principais áreas de foco para a sua revisão inicial. Os títulos correspondem à segunda página do nosso modelo de relatório de investimento (veja o Quadro 2.2B).

Quadro 2.7 Finanças e valoração

- Dados de mercado
- Resumo financeiro
- Estatísticas de crédito
- Valoração e retornos
- Empresas comparáveis

Dados de mercado

A seção de dados de mercado do nosso modelo exibe as informações básicas das ações, inclusive o preço delas, a porcentagem de retorno em 52 semanas,[9] a alta em 52 semanas, a contagem e o volume diário médio (ADV) das ações. Também mostramos o valor de mercado, a dívida líquida e o valor da empresa.

---

9 Normalmente, os dados acumulados no ano (YTD) também são usados.

A fórmula mágica para investir como um profissional

Valor de mercado (ou valor patrimonial): é o valor atribuído ao patrimônio da empresa pelo mercado de ações. É simplesmente o preço atual das ações da empresa multiplicado por suas ações diluídas (veja o Quadro 2.8).[10]

Quadro 2.8 Cálculo do Valor de Mercado

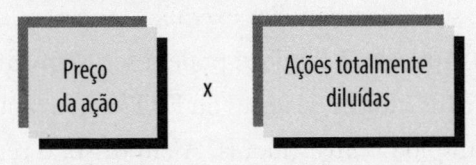

Valor da empresa: é a soma de todas as participações acionárias com direito de propriedade em uma empresa, especificamente as reivindicações sobre os ativos dos titulares tanto da dívida como do capital. Em outras palavras, é a soma do patrimônio, da dívida e de seus equivalentes, inclusive de ações preferenciais e participação minoritária.[11] O caixa e equivalentes são então subtraídos como compensação da dívida (veja o Quadro 2.9).

Quadro 2.9 Cálculo do valor da empresa

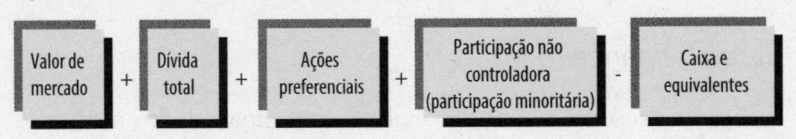

Embora de modo algum sejam conclusivos, o valor de mercado e o valor da empresa podem ser bastante informativos. O tamanho (porte) fornece pistas sobre a escala, a posição competitiva, o poder de compra e as perspectivas de crescimento. O volume

---

10 As ações totalmente diluídas são calculadas com a soma das ações básicas da empresa mais as opções das ações *"in-the-money"* ("no dinheiro"), em *warrants* (proteções) e *securities* (títulos conversíveis).

11 Parcela do capital de uma subsidiária da empresa que não pertence à empresa matriz.

negociado informa sobre a liquidez da ação. Isso ajuda a avaliar a profundidade do mercado para a ação, inclusive quantos dias são necessários para sair da posição.

Tomados em conjunto, o valor de mercado e a liquidez afetam a natureza e a amplitude da base de acionistas da empresa e, potencialmente, sua valoração. Por exemplo, empresas acima de um determinado tamanho e liquidez podem ser elegíveis para inclusão nos principais índices de ações ou ETFs e, portanto, atrair um grupo mais amplo de investidores. Além disso, o retorno em 52 semanas, ou YTD da ação, e o % de alta em 52 semanas ajudam a informar se a oportunidade já foi descoberta pelo mercado.

De acordo com o Quadro 2.2B, a IPO da Delphi em 16 de novembro de 2011 precificou US$ 22 por ação. A empresa tinha 328 milhões de ações, equivalentes ao valor de mercado de US$ 7,2 bilhões. O acréscimo de aproximadamente US$ 820 milhões da dívida líquida e de US$ 462 milhões de participação não controladora (minoritária) resultou no valor empresarial de US$ 8,5 bilhões.

Resumo financeiro

A seção de resumo financeiro exibe os principais dados históricos e financeiros projetados. No Quadro 2.2B, mostramos vendas, lucro bruto, EBITDA, lucro líquido e fluxo de caixa livre. Também indicamos as métricas por ação, ou seja, o EPS, e o FCF/S. Uma análise rápida das taxas de crescimento, da rentabilidade e da geração de FCF pode dizer muito sobre a saúde da empresa e suas perspectivas.

Para as taxas de crescimento, os investidores examinam tanto o desempenho histórico como o projetado da primeira à última linha, prestando muita atenção às tendências de aceleração ou desaceleração. As estimativas consensuais do lado da venda[12] para o período futuro de dois a três anos fornecem a perspectiva inicial. Presume-se que esses números sejam um pouco guiados pela gestão.

A rentabilidade mede a capacidade da empresa de converter as vendas em lucro, expressa como margens. As margens de lucro empregam alguma medida de lucros no numerador, como o lucro bruto, o EBITDA, ou o lucro líquido, e as vendas no denominador. Taxas de crescimento e margens de lucro mais altas normalmente se traduzem em valorações mais altas.

A geração de fluxo de caixa livre é um indicador crítico da saúde financeira da empresa, pois mede o caixa real produzido pela empresa, considerando as despesas de capital (capex)[13] e o capital de giro líquido (NWC)[14]. Existem várias maneiras de calcular o FCF, sendo a fórmula mais básica o fluxo de caixa das operações[15] *menos* o capex (veja o Quadro 2.10). Ele também pode ser calculado como lucro líquido mais depreciação e amortização (D&A)[16] *menos* capex *menos* aumentos em NWC. A terceira opção é começar com o EBITDA e depois subtrair os impostos, as despesas com juros, o capex e os aumentos no NWC.

---

12 Média ou mediana dos analistas de pesquisas que cobrem determinada ação.

13 Capex são os fundos que a empresa usa para comprar, melhorar, expandir ou substituir o ativo imobilizado (para mais detalhes, veja o Capítulo 3).

14 O NWC refere-se ao montante de dinheiro que a empresa necessita para financiar suas operações de curto prazo (para mais detalhes, veja o Capítulo 3).

15 Refere-se ao caixa gerado pela empresa durante um período de tempo específico antes de considerar o capex, conforme demonstrado na demonstração do fluxo de caixa.

16 A depreciação é uma despesa não monetária, que se aproxima da redução do valor contábil do ativo imobilizado da empresa ao longo da vida útil estimada e reduz os lucros reportados. A amortização também é uma despesa não monetária, que reduz o valor dos ativos intangíveis de vida definida da empresa e reduz os lucros reportados.

A geração saudável de FCF oferece flexibilidade para várias opções de alocação de capital, que fica "liberado" para investimento em projetos de crescimento orgânico, financiamento de fusões e aquisições, devolução aos acionistas, pagamento de dívidas ou simplesmente ser mantido como *dry poder*.[17] Assim, é observado de perto pelos investidores.

Quadro 2.10 Métodos de cálculo do fluxo de caixa livre *(US$ em milhões)*

Cálculo do FCF					
1ª Opção		**2ª Opção**		**3ª Opção**	
Fluxo de caixa das operações	US$ 1.000	Lucro líquido	US$ 650	EBITDA	US$ 1.565
Menos: capex	(500)	Mais: D&A	450	Menos: impostos	(315)
		Menos: capex	(500)	Menos: despesa de juros	(150)
		Menos: Inc. em NWC	(100)	Menos: capex	(500)
				Menos: Inc. em NWC	(100)
Fluxo de caixa livre	US$ 500	Fluxo de caixa livre	US$ 500	Fluxo de caixa livre	US$ 500

Ao revisar as finanças da empresa, comece a anotar as questões importantes com base nas suas observações. Essas questões serão exploradas mais detalhadamente no terceiro passo, em que você vai realizar a *due diligence* mais detalhada e criar um modelo financeiro completo.

Por exemplo, com base no Quadro 2.2B, as principais perguntas para a Delphi neste estágio podem abranger:

- O que impulsionou o crescimento de vendas de quase 18% de 2009 a 2010, depois de um declínio dramático no ano anterior?

- Por que as margens brutas se expandiram substancialmente de 2009 a 2010?

---

17 "Dry powder" ("pó seco") é um termo que se refere ao capital disponível (dinheiro em caixa ou ativos de alta liquidez) e ainda não alocado de uma empresa (N.E.).

- Por que as ações diluídas caíram tão drasticamente de 2009 a 2011?

- No futuro, por que o lucro bruto e as margens do EBITDA devem continuar aumentando?

- É realista que o EPS aumente mais de 50% até 2014E?

- Por que o lucro líquido excede significativamente o FCF daqui para a frente?

Estatísticas de crédito

A seção sobre estatísticas de crédito fornece um retrato instantâneo do balanço patrimonial e da qualidade do crédito da empresa. Embora o valor total da dívida seja importante, os índices de alavancagem e cobertura são mais reveladores. Mesmo a análise de índice, porém, deve ser complementada por fatores mais qualitativos, como setor, ciclo e histórico.

Os níveis aceitáveis de alavancagem e cobertura variam de acordo com o setor e o modelo de negócios. Uma empresa com fluxo de caixa altamente visível e confiável está mais bem posicionada para suportar níveis mais altos de alavancagem. Pense nas operadoras de TV a cabo ou software baseadas em assinatura. Idem para companhias com grande base de ativos líquidos[18]. Um negócio cíclico, ou com alta concentração de clientes, por outro lado, deve manter um balanço mais conservador.

Para certos investidores, a qualidade do crédito é um fator decisivo. Empresas com alavancagem acima ou cobertura abaixo de um determinado nível talvez não sobrevivam à triagem inicial, apesar de outras características favoráveis do negócio. As

---

18 Os credores tendem a favorecer empresas com ativos substanciais que possam ser prontamente liquidados para o reembolso de dívidas durante períodos de dificuldade.

tendências também são importantes. O declínio da alavancagem e o aumento da cobertura são sinais de melhoria da saúde financeira.

A **alavancagem** se refere ao nível de endividamento da empresa e normalmente é medida como um múltiplo do EBITDA, por exemplo: dívida/EBITDA. Os investidores também observam a relação dívida líquida/EBITDA, que se ajusta ao caixa no balanço da empresa (veja o Quadro 2.11). A alavancagem da empresa revela muito sobre a política financeira, o perfil de risco e a capacidade de crescimento.

Como regra geral, quanto maior a alavancagem da empresa, maior o risco de dificuldades financeiras. Isso se deve ao ônus associado a maiores despesas com juros e amortizações do principal. Como foi observado antes, porém, certas empresas são mais capazes de suportar alavancagem mais alta.

A dívida/EBITDA da Delphi em 2011E, de 1 e 0,3 vez em base líquida, era forte sob qualquer critério.

Quadro 2.11 Índices de Alavancagem

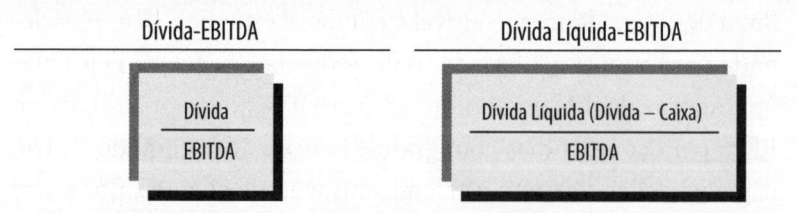

Dívida-EBITDA	Dívida Líquida-EBITDA
$\dfrac{\text{Dívida}}{\text{EBITDA}}$	$\dfrac{\text{Dívida Líquida (Dívida – Caixa)}}{\text{EBITDA}}$

A **cobertura** é um termo amplo que se refere à capacidade da empresa de cumprir ("cobrir") suas obrigações de despesas com juros. Os índices de cobertura abrangem a estatística de fluxo de caixa operacional no numerador e as despesas de juros no denominador, por exemplo: EBITDA/despesas de juros. O cálculo de EBITDA menos capex para as despesas de juros, que liquidam os investimentos de capital da empresa, pode ser ainda mais informativo para a qualidade do crédito (veja o Quadro 2.12).

Intuitivamente, quanto maior o índice de cobertura, mais bem posicionada a empresa está para cumprir suas obrigações de dívida. Assim como o nível de alavancagem, a despesa EBITDA/juros de 2011E da Delphi, de 16,6 vezes, era muito saudável.

Quadro 2.12 Índices de cobertura

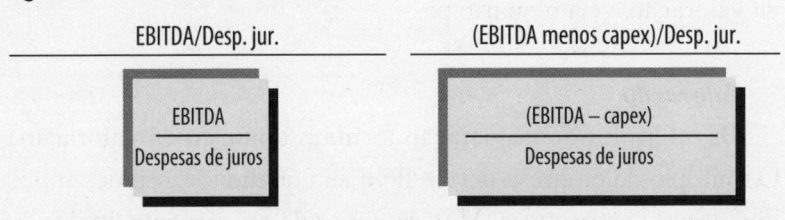

EBITDA/Desp. jur.	(EBITDA menos capex)/Desp. jur.
$\dfrac{\text{EBITDA}}{\text{Despesas de juros}}$	$\dfrac{(\text{EBITDA} - \text{capex})}{\text{Despesas de juros}}$

As agências de classificação de crédito independentes, inclusive Moody's Investors Service (Moody's), Standard & Poor's (S&P) e Fitch Ratings (Fitch), fornecem avaliações formais de perfis de crédito corporativo. Quanto maior a nota de classificação (o *rating*), maior a qualidade do crédito considerado.[19]

Valoração e retornos

A seção de valoração e retornos exibe várias métricas, inclusive EV/EBITDA, P/E, rendimento do FCF, e ROIC. Nós também medimos retornos de capital, inclusive rendimento de dividendos e recompras. Dependendo da empresa ou setor, certas métricas de valoração podem ser mais relevantes do que outras.

A capacidade de avaliar o valor é fundamental na escolha de ações. Com base no seu trabalho inicial, você pode descobrir que o preço das ações da empresa está bem avaliado. Frequentemente esse é o caso. As coisas ficam muito mais interessantes, porém,

---

19 A Moody's usa uma escala alfanumérica, enquanto a S&P e a Fitch usam um sistema alfabético combinado com os sinais de mais (+) e menos (-) para avaliar a qualidade do crédito.

quando você detecta uma grande desconexão entre o preço das ações da empresa e o que você acha que elas realmente valem.

De antemão, você realiza uma valoração "rápida e suja" para ter noção se vale a pena perseguir a oportunidade. Quando a situação parecer atraente, será necessário fazer a análise completa da valoração (veja o quarto passo).

Valoração

Os múltiplos de negociação formam o núcleo da valoração. O múltiplo da empresa deve refletir sua qualidade, seu desempenho e suas perspectivas. Maiores taxas de crescimento, margens superiores e menor alavancagem contra os pares devem resultar em um múltiplo mais alto. O descolamento dessa relação pode representar uma oportunidade.

O **valor da empresa pelo EBITDA (EV/EBITDA)** serve como padrão de valoração na maioria dos setores (veja o Quadro 2.13). Essa ampla aplicação decorre do fato de ele ser independente da estrutura do capital e dos impostos. Portanto, duas empresas semelhantes com níveis de endividamento diferentes ainda devem ter múltiplos EV/EBITDA relativamente semelhantes[20]. O EV/EBITDA também é mais relevante para empresas com pouco ou nenhum lùcro líquido. Alguns exemplos são empresas altamente alavancadas, profundamente cíclicas e em estágio inicial.

O EV/EBITDA também normaliza as distorções que podem surgir das diferenças de D&A entre as empresas. Determinada empresa pode ter gastado muito em novos equipamentos nos últimos anos, resultando em D&A elevado, enquanto outra pode ter adiado os seus gastos de capital.

---

20 As empresas com níveis de endividamento muito elevados, porém, normalmente funcionam como exceções, devido a preocupações com dificuldades financeiras.

O EV/EBITDA de 2013E da Delphi foi de 3,5 vezes, representando um desconto de 1,1 vez, em relação ao conjunto de pares mais amplo. Essa discrepância se deveu à falência da Delphi e à longa ausência do mercado aberto? Ou o mercado viu questões mais fundamentais?

Quadro 2.13 EV/EBITDA

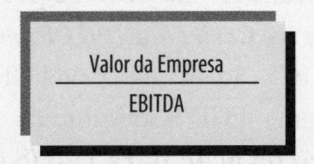

Valor da Empresa

EBITDA

A **relação preço-lucro (P/E)** é o múltiplo de negociação mais amplamente reconhecido na Main Street, isto é, pelas pequenas e médias empresas locais (veja o Quadro 2.14). A P/E pode ser vista como uma medida de quanto os investidores se dispõem a pagar por um dólar de lucro da companhia. Aquelas com P/Es mais altas contra os pares tendem a ter maiores expectativas de crescimento.

A P/E é particularmente relevante para empresas maduras, com capacidade demonstrada de aumentar o EPS de forma consistente. Essa relação é menos útil para empresas com pouco ou nenhum lucro, dado que o denominador é *de minimis*, ou até mesmo negativo.

A P/E também é menos relevante na comparação de empresas com diferentes estruturas de capital. O EPS fica sobrecarregado com despesas de juros e, portanto, influenciado pela carga da dívida. Assim, duas empresas com vendas e margens EBITDA semelhantes podem ter P/Es substancialmente diferentes, devido a diferenças na alavancagem.

Assim como o múltiplo EV/EBITDA da Delphi, a sua P/E de 2013E, de cinco vezes, ficou bem abaixo dos pares com perfis de crescimento, margem e alavancagem semelhantes. O grupo mais amplo estava sendo negociado a quase nove vezes. Será que a Delphi merecia negociar com um desconto tão grande?

Quadro 2.14 P/E

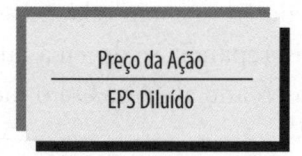

O **preço para fluxo de caixa livre por ação (P/FCF por ação)**, ou *Price-to-Free Cash Flow (P/FCF per share)*, é calculado como o preço atual da ação dividido pelo FCF/S. Nesse sentido, é como a P/E, mas com o FCF/S substituindo o EPS.

O inverso, **preço da ação para FCF/S ou fluxo de caixa livre por ação (rendimento do FCF, ou rendimento do fluxo de caixa livre)**, ou *FCF/S-to-Share Price (FCF Yield)*, mede a geração do fluxo de caixa da empresa como uma porcentagem de seu valor de mercado. O "rendimento do FCF" representa o retorno em dinheiro sobre o valor patrimonial, bem como quanto dinheiro está teoricamente disponível para retorno aos acionistas (veja o Quadro 2.15).

Muitos profissionais consideram o FCF como a base mais apropriada para a valoração. Métricas como o EBITDA e o EPS podem ser maquiadas, então essa linha de pensamento é válida, mas o "dinheiro (*cash*) é rei". Nenhuma empresa pode gastar o EBITDA, mas pode gastar o dinheiro em caixa.

O rendimento do FCF de 2013E da Delphi, de aproximadamente 15% contra os pares em 9,4%, parecia altamente atraente, especialmente devido ao seu forte perfil de crescimento FCF/S.

Quadro 2.15 P/FCF e Rendimento do FCF

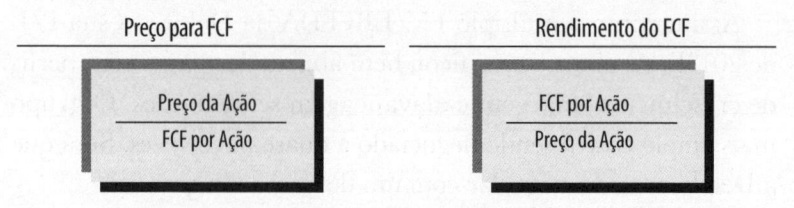

Múltiplos adicionais são específicos do setor, por exemplo, finanças, recursos naturais, imóveis e TV a cabo/telecomunicações. Conforme demonstrado no Quadro 2.16, esses múltiplos representam uma medida do valor de mercado no numerador e uma métrica operacional no denominador.

Quadro 2.16 Múltiplos de Valoração Específicos do Setor Selecionado

Múltiplos de Valoração	Setor
Valor da empresa /	
EBITDA + Aluguel (EBITDAR)	▪ Cassinos
	▪ Restaurantes
	▪ Varejo
EBITDA + Esgotamento & Exploração (EBITDAX)	▪ Recursos naturais
	▪ Petróleo e gás
Reservas	▪ Recursos naturais
	▪ Petróleo e gás
Assinante	▪ TV a cabo
	▪ Telecomunicações
Valor patrimonial (Preço)/métricas por ação	
Valor contábil	▪ Financeiras
	▪ Construtoras
Dinheiro disponível para distribuição	▪ Imóveis
Fluxo de caixa discricionário	▪ Recursos naturais
Fundos de operações (FFO)	▪ Imóveis
Valor patrimonial líquido (NAV)	▪ Finanças
	▪ Imóveis

Retornos

O **retorno sobre o capital investido** (**ROIC**) mede a capacidade da empresa de fornecer lucros (ou retornos) aos seus provedores de capital. Conforme mostramos no Quadro 2.17, normalmente o ROIC é definido como EBIT efetuado por impostos dividido pela medida do capital investido. As formas mais comuns de calcular o capital investido são o capital de giro, *mais* PP&E líquido, *mais* outros ativos operacionais, ou a dívida líquida *mais* o patrimônio líquido.

Os investidores tendem a recompensar as empresas cujas métricas de retorno excedem consistentemente o custo do capital.[21] Esses retornos excedentes acumulam para os acionistas.

O ROIC da Delphi foi de 20,5%, um número saudável tanto em base absoluta quanto contra os pares, superando em muito o custo do capital, estimado em 10%. Conforme observamos no primeiro passo, um alto ROIC combinado com uma baixa valoração é uma triagem comum.

Quadro 2.17 ROIC

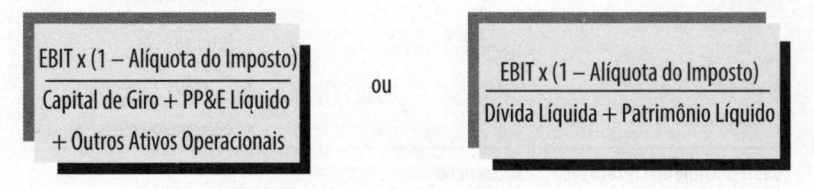

$$\frac{\text{EBIT} \times (1 - \text{Alíquota do Imposto})}{\text{Capital de Giro} + \text{PP\&E Líquido} + \text{Outros Ativos Operacionais}} \quad \text{ou} \quad \frac{\text{EBIT} \times (1 - \text{Alíquota do Imposto})}{\text{Dívida Líquida} + \text{Patrimônio Líquido}}$$

O **rendimento do dividendo** mede o dividendo anual por ação pago por uma empresa aos seus acionistas, expresso como uma porcentagem do preço atual da ação (veja o Quadro 2.18). Uma empresa com o preço da ação de US$ 20 que paga um dividendo anual de US$ 0,50 por ação tem rendimento do dividendo de 2,5%.

Embora os pagadores de dividendos sejam valorizados por muitos investidores pelo retorno direto do capital, outros os evitam devido à ineficiência fiscal ou à percepção de falta de crescimento.

---

21 Veja o Capítulo 4 para a discussão detalhada do custo médio ponderado do capital (WACC).

A fórmula mágica para investir como um profissional

A Delphi lançou a IPO sem dividendos. Isso é típico de empresas recém-listadas, para não prejudicar o histórico de crescimento.

No início de 2013, porém, as circunstâncias mudaram. A forte geração de caixa da Delphi, a confiança no negócio, o compromisso com o retorno de capital e o desejo de ampliar a base de investidores motivaram o início de um dividendo trimestral. O rendimento foi de aproximadamente 1,7% na época.

Quadro 2.18 Rendimento do dividendo

$$\frac{\text{Dividendo Trimestral Mais Recente por Ação x 4}}{\text{Preço Atual da Ação}}$$

Empresas comparáveis

A seção de empresas comparáveis ("*comps*") exibe uma saída resumida para os pares públicos mais próximos da empresa. Nessa fase, deve-se notar que esse é um conjunto de comparação preliminar. No quarto passo, uma *due diligence* mais profunda produz análises de comparações mais refinadas e segmentadas.

Conforme mostramos no Quadro 2.2, os principais dados dos pares incluem múltiplos de valoração, índices de alavancagem, margens de EBITDA, ROIC e taxas de crescimento do EPS. A comparação talvez seja a ferramenta de valoração mais comum, pois fornece uma referência (*benchmark*) em tempo real.

A base da comparação é construída sobre a premissa de que empresas semelhantes fornecem um ponto de referência natural para a valoração de *benchmarking*. Isso é intuitivo, pois elas compartilham as principais características comerciais e financeiras, os fatores de desempenho e os riscos.

Uma rápida revisão da tabela de compensação no Quadro 2.2B é reveladora. Apesar de ter aproximadamente o dobro das margens de EBITDA e ROIC da Magna (MGA), a Delphi negociou com desconto com base na P/E. Essa discrepância foi exacerbada pelo alto rendimento do FCF do setor da Delphi. Além disso, enquanto a empresa estava se reinventando ao longo de três temas centrais de crescimento secular, a maioria dos negócios da MGA era voltada para a produção.

Enquanto isso, a BorgWarner (BWA), melhor dos pares da categoria, cujo negócio estava centrado em propulsão, era negociada a mais de duas vezes a P/E, e menos da metade do rendimento do FCF da Delphi. Isso apesar do fato de a Delphi ter mais margem de lucro e melhor perfil de retorno. Claramente, a BorgWarner estava recebendo mais crédito do que a Delphi por seu histórico de crescimento secular.

Portanto, com base em nossa análise inicial, a Delphi parecia estar com preço errado contra os pares: era um fornecedor premium de primeira categoria que ainda não recebia crédito por seu potencial sazonal. Vamos explorar melhor as discrepâncias entre a Delphi e seus pares no quarto passo, em que mostramos como comparar empresas pares, realizando um trabalho de valoração mais profundo.

Avaliação preliminar

Como um todo, a nossa revisão de alto nível do Delphi produziu insights importantes. Durante e depois da falência, os principais acionistas e o conselho trabalharam efetivamente com a gestão para a implementação de inúmeras iniciativas visando o corte de custos e o alinhamento com os principais temas sazonais. Isso produziu um negócio renovado, com um conjunto de produtos nitidamente aprimorado. Também identificamos os potenciais catalisadores que impulsionam a revaloração, abrangendo melhorias operacionais, fusões e aquisições e retornos de capital. Em seguida, sinalizamos os principais riscos relacionados ao ciclo automotivo, à exposição geográfica e às moedas estrangeiras.

No lado financeiro, vimos o impulso nos resultados financeiros e financeiros da Delphi. A valoração foi atraente: a ação parecia barata contra os pares, fornecedores de produtores automotivos seculares, com base em todas as métricas relevantes: rendimento de EV/EBITDA, P/E FCF.

Quão real seria essa oportunidade de obter crescimento secular a preço cíclico? As disparidades de valoração entre a Delphi e o grupo de pares sugeriam que a empresa estava destinada ao fracasso em sua reinvenção, ou a se tornar massivamente subvalorizada.

Até agora, o trabalho sugere que a verdade seria esta última. O mercado aparentemente ainda estava distraído pela Velha Delphi e seu estigma de falência. Muitos grandes fundos mútuos foram gravemente afetados com as perdas na Velha Delphi e relutavam em rever o investimento com novos olhos. Investidores astutos, porém, estavam com o foco concentrado na oportunidade na Nova Delphi massivamente transformada. Porém, mais trabalho será necessário no terceiro e no quarto passo...

Principais conclusões

- Investidores experientes empregam um processo organizado para avaliar preliminarmente os potenciais investimentos.

- À medida que desenvolve os seus próprios critérios de investimentos, você poderá eliminar rapidamente as anomalias e identificar os possíveis vencedores.

- Uma tese de investimento consiste nos méritos essenciais que apoiam o direito de propriedade de uma determinada ação.

- A sua revisão inicial precisa fornecer o conforto que você deseja para investir dinheiro no negócio.

- Talvez o melhor indicador do histórico do CEO seja o retorno anterior aos acionistas.

- O risco mais alto não impede necessariamente a compra de uma ação, ele só precisa ser compensado com retornos mais altos.

- Idealmente, o seu trabalho inicial vai permitir que você sinalize as possíveis desconexões entre a valoração da empresa e a dos pares.

Capítulo 3 – Terceiro passo: *Due diligence*[1] empresarial e financeira

Hora de mergulhar mais fundo nas suas melhores ideias

Agora é hora de realizar uma *due diligence* empresarial e financeira detalhada. Muitos itens descritos a seguir foram pesquisados em alto nível no segundo passo. Você adquiriu o conforto inicial para justificar o trabalho adicional. Agora, está pronto para mergulhar bem mais fundo.

Na diligência do negócio, você tenta descobrir a qualidade do modelo operacional da empresa. Será que é um negócio sustentável, com um fosso forte? Por outro lado, o negócio vem lutando, mas você vê um caminho para a redenção? Grande parte dessa análise é qualitativa e exige bom julgamento e insight. Experiência e familiaridade com modelos de negócios e setores específicos são particularmente úteis. Nós vamos ajudar você a desenvolver as habilidades para dissecar rapidamente o negócio.

---

1 *Due diligence*, ou diligência prévia, é uma checagem ou investigação de informações financeiras de uma determinada empresa a fim de mitigar o risco antes de um investimento ou negociação empresarial [N.E.].

Na diligência financeira, você deve examinar as principais demonstrações financeiras da empresa, para determinar por onde ela andou e para onde ela está seguindo. Grande parte dessa análise consiste em fazer observações a respeito dos principais itens financeiros e buscar respostas defensáveis. Por que as vendas estão subindo ou descendo? Por que as margens estão se expandindo ou contraindo? Obter respostas para os "porquês" é fundamental.

Como um todo, a sua análise deve ir além da simples identificação das empresas com fundamentos de alta qualidade. Abrace a flexibilidade e a criatividade necessárias para descobrir oportunidades menos óbvias, inclusive pessoas de baixo desempenho com potencial para melhorias substanciais. Esse último quesito requer alta convicção adquirida por meio de uma pesquisa profunda e completa.

Mas não se sobrecarregue com o processo da *due diligence*. Nós criamos uma estrutura concisa para orientar o seu trabalho. A nossa estrutura assume a forma de duas listas de verificação com cinco perguntas: uma para a diligência do negócio e outra para a financeira. Essas listas ajudarão você a organizar e a acompanhar o processo. Uma vez concluído, você será capaz de avançar ou rejeitar a oportunidade considerada.

Due diligence empresarial

A *due diligence* empresarial se concentra em determinar se a empresa é ou se ela pode se tornar de alta qualidade. Além de entender o negócio principal, você precisa colocar o foco na posição competitiva e na cadeia de valor da empresa. O modelo de negócios é resiliente? Você pode se sentir confortável com os principais riscos? O primordial aqui é saber se o negócio resolve algum problema importante e se tem poder de perenidade a longo prazo. Essa análise mais profunda se baseia na fundamentação estabelecida no segundo passo.

A nossa estrutura no Quadro 3.1 foi projetada para ajudar você a avaliar se vale a pena investir dinheiro em determinada empresa. A sua capacidade de obter respostas satisfatórias para as cinco perguntas-chave a seguir é fundamental. Se as respostas te deixarem desconfortável, provavelmente essa ação não é adequada para o seu portfólio. No entanto, a cada ação analisada, você aprende mais e melhora a sua perspicácia para investir.

Quadro 3.1 Lista de verificação da *due diligence* empresarial

I. O que a empresa faz?

II. Como a empresa ganha dinheiro?

III. Qual é o fosso e a posição competitiva da empresa?

IV. Quão fortes são os relacionamentos da empresa com os clientes e os fornecedores?

V. Quais são os principais riscos do negócio?

I. O que a empresa faz?

Vamos parafrasear alguns dos maiores investidores do mundo: se você não consegue descrever rapidamente e em linguagem simples o que uma empresa faz, provavelmente a ação não é para você. Peter Lynch explicou: "Quanto mais simples, mais eu gosto".

Embora negócios altamente complexos possam representar oportunidades, quase sempre eles apresentam risco aumentado. Normalmente, existem mais incógnitas e incertezas em potencial a serem consideradas, e mais coisas podem dar errado. O bom senso dita que, se você não entende o negócio, não deve investir nele. Por outro lado, conforme o seu conjunto de habilidades se expande, o seu nível de conforto com a complexidade também se expande. Aqueles que resolvem o que deixa os outros perplexos podem esperar recompensas consideráveis.

Estude o máximo possível o material específico da empresa e do setor para conhecer a "história" em profundidade. De acordo com o segundo passo, as principais fontes incluem o relatório anual, formulários da SEC, apresentações a investidores e relatórios de pesquisas do lado das vendas. No terceiro passo, o próximo nível da pesquisa envolve vasculhar os comunicados (*releases*) de lucros anteriores, as teleconferências de resultados e as publicações da indústria. Você também deve ler a carta da empresa aos acionistas em seu relatório anual, que pode ser reveladora em termos de cultura e identidade corporativa. Idealmente, experimente o produto e peça a opinião de outras pessoas. Os profissionais conversam com os especialistas e executivos do setor para obter insights.

Além do modelo básico do negócio, busque ter insights sobre por que vale a pena apoiar a empresa. Trata-se de um produtor secular, com demanda acelerada por seus produtos e serviços? A empresa está ganhando participação de mercado? Existem iniciativas significativas de crescimento ou rentabilidade?

Voltando à Delphi, o trabalho inicial no segundo passo revelou informações importantes sobre o negócio, mas não o suficiente para apreciar plenamente a oportunidade. Sabemos que a empresa fabrica componentes críticos para OEMs, como General Motors, Ford e Volkswagen. E sabemos que os produtos da empresa permitem que os clientes atendam aos crescentes requisitos de segurança dos motoristas, aos padrões mais rígidos de emissões e economia de combustível e à evolução das preferências do consumidor. Agora, no terceiro passo, vamos explorar a oferta dos principais produtos com mais detalhes, bem como o poder de permanência dos indicadores seculares.

Conforme destacamos no relatório de investimento do Quadro 2.2, a Delphi foi estruturada em quatro principais unidades de negócios, cada uma fornecendo produtos para distintas soluções de veículos:

- **Arquitetura elétrica/eletrônica (40% das vendas)**: fornece o projeto completo da arquitetura elétrica de um veículo, inclusive conectores, conjuntos de fiação e chicotes, centros elétricos e sistemas híbridos de distribuição de energia.

- **Sistemas de propulsão (30% das vendas)**: integra os sistemas de gestão do motor, inclusive o manuseio e a injeção do combustível, a combustão e os controles eletrônicos.

- **Eletrônica e segurança (19% das vendas)**: fornece componentes, sistemas e software críticos para a segurança e a proteção dos passageiros, o *infotainment* e a operação de veículos, inclusive controles de carroceria, sistemas de recepção e navegação e displays.

- **Sistemas térmicos (11% das vendas)**: fornece sistemas de aquecimento, ventilação e ar-condicionado (HVAC), como compressores, condensadores, radiadores e trocadores de calor/refrigeração.

Em cada uma de suas principais unidades de negócios, a Delphi estava comprometida com qualidade e entrega superiores, preços competitivos e lançamentos de novos produtos sem falhas. A empresa também posicionava o seu portfólio na vanguarda das megatendências seculares vinculadas ao quesito "segura, verde e conectada". Com o tempo, novas opções de produtos relacionados a esses temas foram se tornando características padronizadas, resultando em lucros de penetração.

- **Empresa segura**: tecnologias destinadas à redução proativa do risco de ocorrência de acidentes, bem como à proteção do passageiro em caso de acidente.

  - Exemplos: sistemas de aviso de saída de faixa, detecção de ponto cego e prevenção de colisões.

- **Empresa verde**: tecnologias projetadas para reduzir as emissões, aumentar a economia de combustível e minimizar o impacto ambiental dos veículos.

  - Exemplos: produtos que dão suporte a veículos híbridos e elétricos, bem como aqueles que melhoram a economia de combustível e as emissões, por exemplo, sistemas de injeção de combustível.

- **Empresa conectada**: conteúdo tecnológico com foco em aumentar a personalização, o entretenimento e a conveniência de quem dirige.

- Exemplos: sistemas móveis de voz e dados integrados, sistemas de posicionamento global (GPS) e *infotainment* incorporados.

Devemos notar que muitos investidores potenciais iniciais eram céticos com relação à capacidade da Delphi de se transformar em uma liderança tecnológica, devido ao seu legado. Mas a gestão e o conselho mantiveram o foco altamente concentrado no alinhamento com a demanda do consumidor e os ventos regulatórios a favor. Isso posicionou a Delphi para alcançar um crescimento acima do mercado nos anos seguintes.

II. Como a empresa ganha dinheiro?

Bom, você sabe o que a empresa faz. Mas como ela ganha dinheiro? Os lucros são uma função das vendas e dos custos. Existem quatro maneiras de a empresa incrementar os lucros: aumentar o volume, subir o preço, diminuir os custos unitários variáveis e reduzir as despesas gerais fixas.[2] As duas primeiras se referem às vendas; e as duas últimas, aos custos.

Na maioria das empresas, dois ou três fatores empresariais importantes realmente impactam o desempenho. Eles são destacados em comunicados (releases) de lucros e apresentações a investidores e atentamente seguidos de perto pelas comunidades de pesquisa e pelos investidores. Fazer a valoração do desempenho e

---

2 Os custos variáveis mudam de acordo com o volume dos bens produzidos e incluem itens como matérias-primas, mão de obra direta, transporte e serviços públicos. Os custos fixos permanecem mais ou menos constantes, independentemente do volume, e incluem itens como despesas de locação, publicidade e marketing, seguros, despesas gerais corporativas e salários administrativos.

das perspectivas dos negócios depende da compreensão das principais dinâmicas desses fatores.

Os indicadores de crescimento de vendas tanto para o volume como para preço variam de acordo com o setor. Para uma empresa de TV a cabo, isso quer dizer o número de assinantes *vezes* o faturamento médio mensal por usuário (ARPU). A conta de assinantes depende da penetração de produtos como vídeo e internet de alta velocidade, enquanto o ARPU é impulsionado pelos preços e pelos pacotes de produtos. No caso das construtoras, a fórmula de crescimento de vendas se baseia no número de casas vendidas *vezes* o preço médio de venda (ASP). Os volumes e os preços das casas dependem da força do mercado imobiliário, que se alimenta do emprego, dos salários, da confiança do consumidor, das tendências demográficas, dos padrões de empréstimos e das taxas de juros. Idealmente, você vai querer estar alinhado com os ventos a favor sazonais ou cíclicos que impulsionam o crescimento.

O custo é uma função de quanto a despesa está relacionada à produção de cada unidade, e também às despesas gerais corporativas. Para os custos variáveis por unidade, as empresas buscam melhorar a compra ou o mix de matérias-primas, a eficiência da mão de obra, os processos de fabricação e a tecnologia. Para as despesas gerais fixas, as empresas se esforçam para controlar os gastos corporativos, como salários, as despesas administrativas e o aluguel.

Os fornecedores automotivos ganham mais dinheiro à medida que os OEMs produzem mais veículos, considerando inclusive a realização de pendências (*backlog build* ou a conclusão de trabalho acumulado). Além dos volumes, o crescimento das vendas da Delphi foi impulsionado pelo aumento do conteúdo por veículo e pelo mix de produtos. Portanto, examinamos as principais tendências em tecnologia, os padrões ambientais e de segurança e as inovações.

Na precificação, os fornecedores automotivos geralmente estão sujeitos a quedas de preços, que são as reduções dos preços das vendas anuais contratadas com os OEMs. Alguns pares da Delphi sofreram reduções de 3% a 4%. Para a Delphi, assumimos um peso mais modesto de 2% no crescimento anual das vendas, apoiado pelo histórico recente e por produtos de "necessidades essenciais".

Os volumes mensais das vendas de automóveis são amplamente divulgados em termos de SAAR (taxa anual ajustada sazonalmente). Considerando a diversificada exposição geográfica da Delphi, seria necessário fazer a análise regional da SAAR para Europa, América do Norte, Ásia-Pacífico e América do Sul. Conforme o Quadro 3.2 mostra, a recuperação das vendas globais de automóveis estava em pleno andamento em 2011. Os volumes dos mercados emergentes, particularmente na China (abrangida na Ásia-Pacífico), deveriam crescer quase 50% nos cinco anos seguintes. Isso foi altamente benéfico para a Delphi, devido à sua forte presença chinesa.

Quadro 3.2 Volumes globais de veículos leves

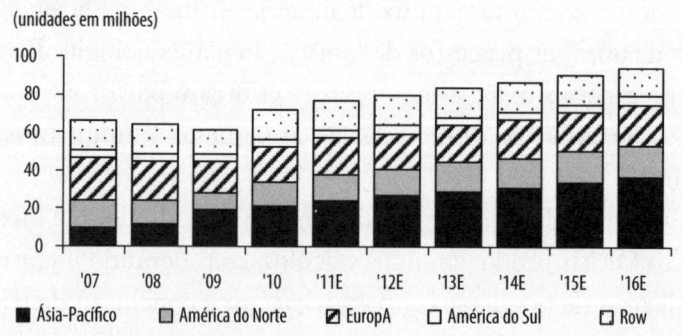

Fonte: IHS Automotive e Barclays Capital

O crescente *backlog* e a conquista de novos projetos pela Delphi em novas plataformas deram ainda mais suporte a essas tendências. A empresa investia estrategicamente em tecnologias de ponta para impulsionar o crescimento de longo prazo, como demonstravam seus saudáveis gastos de capex projetados (veja o Quadro 3.11). As tendências de OEM com relação à consolidação da base de fornecedores e das plataformas globais automotivas também posicionavam parceiros preferenciais como a Delphi para lucros de participação de mercado.

No lado do conteúdo, a maior rigidez na economia de combustível (veja o Quadro 3.3) e nos padrões de segurança gerava maior conteúdo por veículo. Isso aumentou ainda mais pela demanda por maior conectividade, eletrônica, *infotainment* e sistemas de segurança ativa, exemplificados pelas tendências crescentes rumo à telemática (veja o Quadro 3.4).

Quadro 3.3 Padrões de economia de combustível por geografia

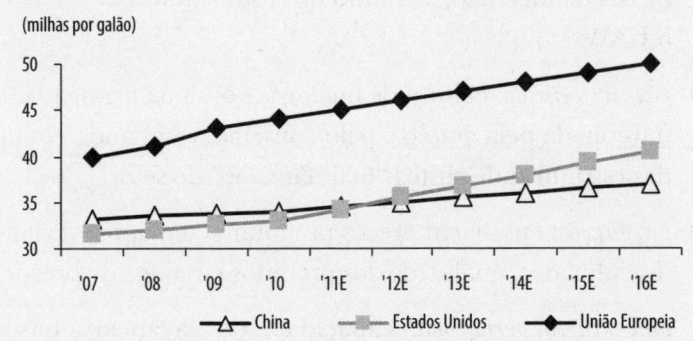

Fonte: Conselho Internacional de Transporte Limpo (ICCT)

Quadro 3.4 Taxas de instalação de telemática incorporada

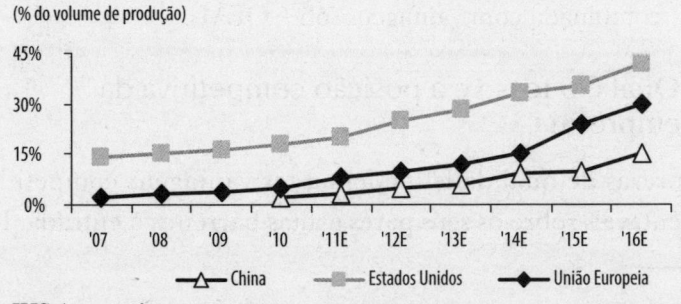

Fonte: IHS Automotive

No lado da rentabilidade, a oportunidade de margem da Delphi parecia tão atraente quanto a história de crescimento. A empresa se tornava cada vez mais disciplinada em seus lances para novos negócios, o que criava uma lista de pendências (*backlog*) e um mix de produtos de maior qualidade. A nossa análise sugeria que a companhia estava posicionada para realizar várias centenas de pontos-base (bps)[3] de melhoria de margem nos anos seguintes devido a:

- *mudança no mix de produtos*: foco em produtos de margem mais alta, ligados a eletrificação, conectividade e segurança;

- *BCCs*: migração contínua da base de fabricação para regiões de melhor custo, mais de 90% no momento da IPO;

- *força de trabalho flexível*: capacidade de "flexibilidade" às condições de mercado, estrutura de custo variável de 70%, sem o UAW;

- *poupança enxuta*: cultura de melhoria contínua arraigada, impulsionada pela gestão e pelo conselho, resultando em uma das estruturas de custos "mais enxutas" do setor;

- *precificação*: ênfase em preços premium, com apoio de lances disciplinados, qualidade dos produtos e rigidez de preços;

- *alavancagem operacional*: capacidade de alavancar a base de custos fixos em volumes crescentes;

- *mercados emergentes*: penetração de produtos de alta margem combinada com vantagens sobre OEMs.

III. Qual é o fosso e a posição competitiva da empresa?

Empresas de qualidade tendem a ter vantagens competitivas sustentáveis sobre os seus pares e altas barreiras à entrada. Esse

---

3 Um ponto-base representa 1/100 de um ponto percentual.

fato é comumente referido como "fosso". Produtos diferenciados, propriedade intelectual, escala, marca, relacionamentos sólidos com os clientes, estrutura de baixo custo e alto investimento inicial de capital apoiam a resiliência de um modelo de negócios.

As indústrias com menos concorrentes e altas barreiras à entrada têm maiores perspectivas de desempenho superior. As empresas que enfrentam concorrência acirrada correm o risco de menor crescimento, rentabilidade e retornos decrescentes. Isso é especialmente verdade quando os participantes se envolvem em comportamentos irracionais para ganhar participação no mercado. Além disso, esteja ciente de que as indústrias que atualmente geram altos retornos sobre o capital podem atrair novos entrantes. Assim, mesmo as companhias de alto desempenho jamais podem se tornar complacentes.

Felizmente para a Delphi, o seu fosso estava bem definido. As principais barreiras incluíam:

- *estrutura de baixo custo*: indiscutivelmente a estrutura de custo mais enxuta do setor, com salário médio por hora de US$ 7, resultante de sua pesada área de cobertura em BCCs, abastecimento local e nenhuma exposição ao UAW;

- *liderança de mercado e escala global*: a empresa detém posição de mercado superior ou secundária na maioria dos seus principais produtos, opera 110 fábricas em 30 países, conta com mais de 16 mil cientistas, engenheiros e técnicos com foco em R&D;

- *produtos* Spec'd-in *(produtos especificados)*: colaboração direta com OEMs no desenvolvimento de soluções inovadoras, customizadas e com tecnologia diferenciada; os produtos Delphi são projetados em novas plataformas de veículos anos antes da data do lançamento, resultando em um portfólio de pedidos considerável e altos custos de troca; produtos encontrados na grande maioria dos modelos mais vendidos em todo o mundo;

- *relacionamento com os clientes*: colaboração de décadas com os principais OEMs, 15 centros técnicos estrategicamente localizados dedicados ao desenvolvimento de produtos, complementados por equipes de projeto e engenharia nas instalações locais dos clientes;

- *China*: líder de mercado na China, com presença de longa data desde 1992, atendendo OEMs nacionais e estrangeiros; espera-se que cerca de 50% do crescimento futuro seja gerado a partir de mercados emergentes.

Do ponto de vista competitivo, a Delphi disputava com vários *players* globais em cada segmento, conforme divulgado no S-1 (veja o Quadro 3.5).

Quadro 3.5 Concorrentes por segmento

Segmento	Concorrente
Arquitetura elétrica/eletroeletrônica	Leoni, Molex, TE Connectivity, Sumitomo, Yazaki
Sistemas de propulsão	BorgWarner, Bosch, Continental, Denso, Hitachi, Magneti Marelli
Eletrônica e segurança	Aisin, Autoliv, Bosch, Continental, Denso, Harman, Panasonic
Sistemas térmicos	Denso, Mahle Behr, Sanden, Valeo, Visteon

As vantagens competitivas da Delphi variavam por segmento. Em arquitetura elétrica/eletroeletrônica, a empresa era inovadora na otimização do peso e do custo dos produtos. Na propulsão, seu *know-how* tecnológico e a R&D permitiam que ela enfrentasse a Bosch e a Conti, pesos pesados da engenharia alemã. E, em eletrônica e segurança, a Delphi era líder em sistemas: de segurança ativa, de *infotainment* e de experiência do usuário.

A fórmula mágica para investir como um profissional

IV. Quão fortes são os relacionamentos da empresa com os clientes e os fornecedores?

Para entender o negócio, você deve estudar a posição que ele ocupa na cadeia de valor. Em outras palavras, essa posição é poderosa com relação aos clientes e aos fornecedores? O eixo desta análise vai ficar centrado na concentração, no status, no poder de negociação e em outras dinâmicas de relacionamento.

Clientes

O destino da empresa está diretamente ligado ao destino dos seus clientes. Quando a concentração é alta, o rompimento com algum cliente ou a perda de um grande contrato pode ser desastrosa. Além disso, a capacidade da empresa de negociar termos favoráveis pode ficar limitada contra aquela empresa cuja base de clientes é fragmentada. Empresas de capital aberto quase sempre divulgam os seus principais clientes e a concentração na seção de "Negócios" ou "Clientes" do 10-K.

A concentração exige profunda atenção ao cliente. Esse trabalho é semelhante ao da oportunidade real de investimento. Acompanhe as tendências de desempenho, as perspectivas e a saúde financeira dos principais clientes.

A *due diligence* do cliente também envolve a duração dos relacionamentos. Em geral, quanto mais longos, melhor a evidência de aderência e durabilidade. Embora o cliente que representa 20% das vendas possa chamar a atenção, você se sente mais confortável quando o relacionamento existe há décadas.

Você também deve enxergar dinâmicas de relacionamento específicas. Por exemplo, se os custos de troca de produtos forem altos, ou se o cliente tiver poucas alternativas, você ganha confiança com o fator da aderência.

De acordo com o S-1 da Delphi, os dez principais clientes da empresa representavam mais de 65% das vendas totais, com os três principais clientes representando 38% (veja o Quadro 3.6).

Quadro 3.6 Lista de clientes da Delphi

Cliente	% de vendas
General Motors (GM)	21%
Ford Motor Company	9%
Grupo Volkswagen	8%
Daimler Ag	6%
PSA Peugeot Citroën	5%
Renault S.A.	4%
Xangai GM	4%
Grupo Fiat	3%
Hyundai Kia Automotivo	3%
Toyota Motor Corporation	3%

Embora não muito alarmante, esse nível de concentração exigia escrutínio. Felizmente, os relacionamentos da Delphi com os seus principais clientes remontavam a décadas. Era um histórico testado pelo tempo. A maioria deles também tinha perfis de crédito fortes, com graus de investimento de boa classificação.

Talvez o mais animador tenha sido o fato de a Delphi ter prometido aumentar a diversificação de clientes para os investidores da IPO no final de 2011. A gestão afirmou que nenhum cliente representaria mais de 15% das vendas dali em diante. A recompra pela Delphi da participação acionária de US$ 4,3 bilhões da GM, no início do ano, deu aos investidores da IPO mais segurança de que a influência do maior cliente diminuiria com o tempo.

A Delphi também estabeleceu um plano de diversificação geográfica pelo qual teria como meta o equilíbrio regional de 30%/30%/30%/10% para América do Norte/Europa/Ásia-Pacífico/América do Sul. Isso comparado com o mix de 33%/43%/16%/8% na IPO.

Fornecedores

Da mesma forma que é preciso observar a grande dependência de alguns clientes, você precisa estar atento para a concentração dos fornecedores. Grandes fornecedores tendem a ter uma influência substancial sobre seus clientes, o que aumenta o risco de comportamento agressivo. Isso é especialmente verdadeiro para matérias-primas difíceis de serem obtidas ou situações de fonte única de abastecimento. Em geral, os investidores precisam se preocupar quando os insumos ou serviços oferecidos pelo fornecedor abrangem uma parcela significativa do custo dos produtos vendidos (COGS).[4]

Algumas empresas listam especificamente seus principais fornecedores no 10-K ou em folhetos, enquanto outras constatam a exposição a certas matérias-primas. As matérias-primas mais comuns incluem metais (por exemplo, alumínio, cobre, aço) e produtos petrolíferos (por exemplo, petróleo, gás, resinas). Uma companhia que depende de um ou dois fornecedores é suscetível à escassez de materiais e interrupções operacionais.

Embora a Delphi não liste explicitamente sua exposição a fornecedores e matérias-primas no S-1, ela observa que:

> Nós adquirimos as nossas matérias-primas de uma variedade de fornecedores no mundo inteiro. Em geral, procuramos obter insumos na região em que os nossos produtos são fabricados, para minimizar custos de transporte, e outros. As matérias-primas mais significativas que usamos para fabricar os nossos produtos incluem alumínio, cobre e resinas.

---

4 O COGS compreende as despesas diretas associadas à produção dos produtos e serviços prestados pela empresa. O COGS típico inclui os custos de matérias-primas, mão de obra, distribuição e fabricação.

Assim como ocorre com a concentração de clientes da Delphi, essa forte exposição a commodities merecia um exame minucioso. Felizmente, a lista de fornecedores globais da empresa era profunda e diversificada. A área de cobertura global da Delphi também permitia que ela fornecesse localmente, conforme fosse apropriado. Vimos o risco maior relacionado à volatilidade dos preços das commodities subjacentes e à capacidade da Delphi de enfrentar picos. Como discutiremos mais adiante, porém, a empresa foi eficaz em mitigar essa exposição, por meio de contratos de repasse e cobertura (*hedging*).

V. Quais são os principais riscos do negócio?

Riscos operacionais

Você deve ficar constantemente atento aos riscos da sua tese. Já abordamos muitos riscos operacionais enfrentados pelas empresas, como exposição cíclica, pressões competitivas, problemas com clientes/fornecedores e custos crescentes de insumos. A esses, precisamos acrescentar: movimentos cambiais, obsolescência tecnológica e alavancagem financeira.

Conforme anotado no S-1, os *riscos operacionais* da Delphi abrangem:

- **Volume de produção**: "As vendas e a produção automotiva são altamente cíclicas. Vendas globais de automóveis mais baixas resultam na redução da produção de nossos clientes OEMs, o que ocasiona um impacto direto em nossos fluxos de caixa. O exemplo mais recente disso foi a desaceleração de 2009, na qual a produção de automóveis na América do Norte e na Europa Ocidental caiu 43% e 26%, respectivamente, abaixo dos níveis de 2007."

- **Concorrência**: "Atuamos no setor altamente competitivo de suprimentos para a indústria automotiva. A concorrência é baseada principalmente em preço, tecnologia, qualidade, entrega e atendimento geral ao cliente." A concorrência é uma realidade em todos os setores industriais. Mesmo para as indústrias com ambiente competitivo benigno hoje, pode haver novos participantes imprevistos amanhã.

- **Clientes**: "Declínios na participação de mercado ou nos negócios dos nossos cinco maiores clientes podem ter um impacto adverso desproporcional em nossas receitas e em nossa rentabilidade." A concentração expõe as empresas a problemas com clientes importantes, inclusive questões operacionais ou dificuldades financeiras.

- **Fornecedores**: "Qualquer interrupção significativa em nossos relacionamentos com os fornecedores, particularmente relacionamentos com os fornecedores de fonte única de abastecimento, pode prejudicar a nossa rentabilidade." Assim como acontece com os clientes, a concentração dos fornecedores representa maior vulnerabilidade a terceiros.

- **Custos de insumos**: "Em períodos recentes ocorreram flutuações significativas nos preços globais de produtos de cobre, alumínio e resinas à base de petróleo, além de encargos com combustíveis, que impactaram desfavoravelmente os nossos negócios." As oscilações adversas nos principais preços das matérias-primas podem afetar significativamente os resultados financeiros. A Delphi usou uma combinação de *hedging* e acordos contratuais de repasse aos clientes para ajudar a mitigar esse risco.

- **Moeda**: "Exposições cambiais podem afetar os fluxos de caixa futuros. ~65% da nossa receita de 2010 foi faturada em moedas diferentes do dólar americano [...] [mais notavelmente] em peso mexicano, euro, yuan chinês, lira turca e libra esterlina." Embora as vendas e os lucros da Delphi relatados em dólares tenham sido impactados pelo câmbio, normalmente as margens da empresa ficaram protegidas devido à estratégia de combinar vendas e custos na mesma moeda.

- **Tecnologias emergentes**: "Podemos não ser capazes de responder com rapidez suficiente a mudanças nas regulamentações e nos riscos tecnológicos, e no desenvolvimento de nossa propriedade intelectual em produtos comercialmente viáveis." Todas as empresas devem conviver com a ameaça das tecnologias substitutivas que alteram a proposta de valor dos produtos e dos serviços existentes.

- **Alavancagem/liquidez**: "Uma desaceleração econômica prolongada ou incertezas econômicas podem afetar adversamente os nossos negócios, exigindo fontes adicionais de financiamento, que podem não estar disponíveis." As empresas precisam fazer a gestão dos balanços patrimoniais e da liquidez para criar proteção suficiente contra crises. Isso normalmente vem na forma de capacidade de ter dívida rotativa, dinheiro na mão, carga de dívida prudente e um bom *cronograma de vencimentos*.[5]

Ao identificar os principais riscos, você deve quantificá-los para informar a sua tomada de decisão de investimento. No Quadro 3.7, mostramos as sensibilidades da Delphi com relação às mudanças nos volumes de produção, às taxas de câmbio EUR/USD e também aos preços do cobre e do petróleo. Para cada movimento percentual no fator de risco subjacente, mostramos o impacto correspondente nas vendas e no EBITDA.

---

5 As empresas devem procurar ter um cronograma de vencimentos de dívidas equilibrado, espaçado ao longo de vários anos, em vez de todas vencendo ao mesmo tempo (veja mais adiante neste capítulo *"Due diligence* financeira: III. O balanço patrimonial é saudável?").

Quadro 3.7 Análise de sensibilidade ao risco

Item	Sensibilidade	Impacto	
		Vendas	EBITDA
Volume	+/- 1% +/-	US$ 150m	+/- US$ 40m
EUR	+/- 10% +/-	US$ 650m	+/- US$ 65m
Preço do cobre	+/- 10% +/-	US$ 85m	+/- US$ 15m
Preço do Petróleo	+/- 10%	–	+/- US$ 25m

Riscos não operacionais

Você também deve identificar os riscos não relacionados aos negócios na sua tese. Eles podem ser regulatórios, geopolíticos, ambientais ou legais. Muitas vezes, esses riscos são mais difíceis de prever do que os operacionais. Isso, porém, não tira sua responsabilidade.

Os riscos não operacionais são particularmente relevantes para empresas em determinados setores e geografias. Para a Delphi, a indústria automotiva tem um histórico bem documentado de *recall* de produtos e questões regulatórias ambientais. Além disso, as operações de grande porte da empresa na China carregam mercados emergentes e riscos geopolíticos específicos do país.

Conforme informado no S-1, os riscos não operacionais da Delphi abrangiam:

- **Riscos regulatórios**: "Talvez não sejamos capazes de responder com rapidez suficiente a mudanças nas regulações." Mudanças imprevistas em regulamentações, regras ou leis sempre representam uma ameaça em potencial.

- **Riscos geopolíticos**: "Enfrentamos os riscos associados a fazer negócios em jurisdições fora dos Estados Unidos [...] Os nossos negócios na China são sensíveis às condições econômicas e de mercado." Operações substanciais em países de "alto risco" representam uma preocupação fundamental, pois aumentam a suscetibilidade a distúrbios domésticos, mudanças de regime, incertezas no clima de negócios, sanções e até tarifas.

- **Riscos ambientais**: "Podemos ser afetados adversamente por regulamentação ambiental, litígios ou outras responsabilidades." Normalmente, os riscos ambientais são específicos para determinados setores industriais. Por exemplo, as ações judiciais relacionadas ao amianto resultaram em multas de bilhões de dólares e algumas falências notáveis nos respectivos setores industriais da década de 1980 até o início dos anos 2000.

- **Riscos legais**: "Podemos incorrer em perdas e custos materiais como resultado de reclamações de garantia, *recalls* de produtos, responsabilidade por produtos e ações de violação de propriedade intelectual." Os investidores precisam conviver com a realidade do risco legal/jurídico em todas as suas participações. Em automóveis, falhas e *recalls* de produtos são particularmente relevantes.

Riscos existenciais

As ameaças existenciais colocam em risco a própria existência da empresa. Tecnologias disruptivas emergentes ameaçam constantemente modelos de negócios antigos. Como parte da sua diligência, você precisa ter certeza de que a empresa está bem posicionada para sobreviver às mudanças tecnológicas. Essa mesma análise também pode ser usada para identificar pequenas ideias.

Idealmente, a empresa está na vanguarda da inovação e ela mesmo ocasiona uma ruptura. Foi assim que a Nova Delphi se posicionou. A visão e a coragem da empresa em adotar a eletrificação e a conectividade automotiva desde o início prepararam a Delphi para o sucesso na década seguinte.

No setor de varejo, tanto o fim da Blockbuster Video como do Borders Group são exemplos de empresas que foram derrubadas por tecnologias disruptivas. A Blockbuster, varejista do aluguel de vídeo, gerou vendas de US$ 6 bilhões e EBITDA de US$ 500 milhões em 2004. Em 2010, porém, as vendas e o EBITDA caíram para US$ 3,25 bilhões e -US$ 20 milhões, respectivamente. O que aconteceu? As pessoas perderam o interesse em assistir a filmes em casa? Claro que não. Surgiu um novo método para entregar filmes na sala de estar dos espectadores, mas a Blockbuster não conseguiu evoluir.

A principal causadora da ruptura foi a Netflix, que a princípio oferecia o aluguel de DVDs pelo correio e depois se adaptou para oferecer *streaming* de vídeos online. No mesmo período de 2004 a 2010, as vendas da Netflix, de US$ 500 milhões e EBITDA de US$ 25 milhões, aumentaram para US$ 2,2 bilhões e US$ 325 milhões, respectivamente. A Blockbuster finalmente entrou com pedido de falência em setembro de 2010, enquanto a NFLX viu o preço de suas ações subir de US$ 1 ajustado em sua IPO de 2002 para US$ 25 no final de 2010. No fim do ano de 2019, o preço dessa ação era de US$ 324.

A Borders, varejista de livros e música, experimentou destino semelhante nas mãos da Amazon.com, a gigante do comércio eletrônico. Em 2005, a Borders gerou vendas de quase US$ 4 bilhões e EBITDA de US$ 300 milhões, que caíram para US$ 2,2 bilhões e -US$ 200 milhões, respectivamente, em 2010.

Por quê? As pessoas perderam o interesse na leitura de livros? Pelo contrário, as vendas de livros dispararam, mas só a Amazon colheu os frutos. A Borders não conseguiu adaptar o seu modelo de negócios e acabou entrando com pedido de falência em janeiro de 2012. Enquanto isso, a AMZN viu o preço de suas ações subir de US$ 2 ajustados em sua IPO de 1997 para mais de US$ 250 no final de 2012. No fim do ano de 2019, o preço dessa ação era de US$ 1.848.

Due diligence financeira

A *due diligence* financeira centra-se na análise e interpretação do desempenho financeiro histórico e no desempenho financeiro projetado da empresa. Ela anda de mãos dadas com a *due diligence* empresarial. Ambas são necessárias, e nenhuma sozinha é suficiente.

Embora algumas habilidades matemáticas sejam necessárias, a boa notícia é que o básico basta: adição, subtração, multiplicação e divisão. Também ajuda se você for capaz de navegar pelos três principais demonstrativos financeiros: a demonstração de resultados, o balanço patrimonial e a demonstração do fluxo de caixa. A capacidade de usar o Microsoft Excel é altamente benéfica, para não dizer pré-requisito.

Considerando a matemática básica, a parte fácil é a realização dos cálculos reais. A parte difícil vem depois, na interpretação dos dados. O que impulsiona o desempenho da empresa? Por que a empresa teve desempenho abaixo do esperado em relação aos pares? Ela é sustentável? Como os concorrentes vão reagir? Qual será o desempenho dela nos próximos um, dois, cinco, ou até dez anos? Em última instância, a sua análise busca fornecer conforto a respeito do desempenho futuro, o que, obviamente, nunca é certo.

Assim como na diligência empresarial, nós fornecemos uma lista de verificação de cinco perguntas para você realizar a auditoria financeira (veja o Quadro 3.8).

Quadro 3.8 Lista de verificação da *due diligence* financeira

I. Por onde a empresa andou?

II. Para onde a empresa está seguindo?

III. O balanço patrimonial da empresa é saudável?

IV. A empresa gera um forte fluxo de caixa livre?

V. Como a gestão da empresa aloca o capital?

I. Por onde a empresa andou?

Primeiro, você precisa concentrar o foco no desempenho histórico da empresa. Como e por que ela experimentou vendas e rentabilidade crescentes, estagnadas ou em declínio? Normalmente, um período histórico de três a cinco anos é suficiente para formar conclusões, especialmente se abranger ciclos anteriores. Verifique se os números estão "limpos", ou seja, ajustados adequadamente para quesitos de uso único, e se houve alguma M&A. Você também precisa comparar essas tendências com as dos pares e entender as diferenças.

Observamos antes que a sua diligência precisa ter flexibilidade para descobrir recuperações e consertos. Como estava saindo recentemente da falência, a Delphi claramente caía nesse balde. O enquadramento da empresa no Capítulo 11 em 2005 foi produto de uma estrutura de custos não competitiva, excesso de dívida e pesadas obrigações previdenciárias. Na época, a Delphi tinha EBITDA e passivos negativos que totalizavam aproximadamente US$ 22 bilhões. A empresa sangrava dinheiro em caixa, sem nenhum caminho claro para cobrir gastos com juros, pensões e despesas operacionais.

Apenas como comentário adicional, só os ativos da Delphi nos Estados Unidos estavam sujeitos ao enquadramento no Capítulo 11. Embora a história da recuperação nos Estados Unidos tenha ocupado a maioria das manchetes, o projeto de reestruturação europeu não foi menos impressionante. A Delphi transformou seus negócios na Europa em uma máquina de lucros com margens de dois dígitos antes inéditas. Isso foi impulsionado por bases de fabricação de melhor custo no norte da África e na Europa Oriental, pela força de trabalho horária composta por 30% de temporários e pelo recrutamento bem-sucedido de talentos de engenharia em BCCs como a Polônia.

Durante os vários anos de falência, a Delphi reduziu drasticamente suas linhas de produtos de 119 para 33. E, não menos importante, a empresa optou por concentrar o foco nas áreas em que estava mais bem posicionada para vencer, saindo de 11 negócios, inclusive dos segmentos de direção e segurança passiva. No verão de 2009, os principais acionistas da Delphi negociaram um acordo para a GM retomar suas fábricas sindicalizadas restantes nos Estados Unidos.

A Nova Delphi resultante apresentou um balanço patrimonial limpo, estrutura de custos adequada e portfólio de produtos simplificado. Do ponto de vista puramente financeiro, a falência também permitiu à Delphi reduzir sua alíquota de imposto corporativo para 20%. Impostos mais baixos significaram maior conversão do lucro operacional para o EPS e o FCF. Isso proporcionou uma clara vantagem contra os pares dos Estados Unidos, sujeitos a taxas mais altas.

Conforme mostramos no Quadro 3.9, depois de uma queda dramática de 2007 a 2009, a sorte da empresa começou a melhorar. Em 2010, as vendas aumentaram 17,5% e seguiam um ritmo de crescimento semelhante em 2011. O que motivou esse grande aumento de vendas? Felizmente, pinceladas úteis foram fornecidas na MD&A[6] do S-1 de 2011 da Delphi:

> A melhoria das nossas vendas reflete os impactos do aumento da produção de OEMs, bem como o nível do nosso conteúdo por unidade. Essa melhoria continua a indicar uma estabilização da economia global. No entanto, os volumes na América do Norte e na Europa Ocidental continuam sendo substancialmente menores do que [as de] antes, de 2008 e 2009.

---

6 *Management's Discussion and Analysis* (Discussão e Análise da Gestão): informação obrigatória registrada na SEC, que fornece uma visão geral do desempenho financeiro no período do relatório anterior, normalmente com tendências e perspectivas.

Vejamos agora a rentabilidade da Delphi, que seguiu caminho paralelo. As margens brutas melhoraram drasticamente, de uma baixa de 1,9% em 2009 para 15,7% em 2011E. O lucro líquido passou de -US$ 866 milhões para +US$ 1,1 bilhão. E a empresa começou a gerar FCF substancial. De acordo com a MD&A:

> Em 2010, concluímos grande parte das nossas atividades de reestruturação, resultando em uma base de custos fixos mais baixa, área de cobertura da fabricação aprimorada e despesas gerais reduzidas. Reduzimos drasticamente as nossas áreas de cobertura nos Estados Unidos e na Europa Ocidental, realinhamos a nossa estrutura de custos SG&A e aumentamos a natureza variável de nossa base de empregados.

A força de trabalho recém-flexível e a alavancagem operacional da Delphi foram fatores críticos de lucro. Além disso, a empresa estava se beneficiando de um ambiente melhorado de preços de commodities. Mas esse sucesso seria sustentável?

Quadro 3.9 Resumo financeiro histórico de cinco anos da Delphi

(US$ em milhões, exceto dados por ação)

Demonstração das receitas e do fluxo de caixa livre

	Período Histórico					CAGR
	2007	2008	2009	2010	2011E	('07 - '11)
Vendas por segmento						
Arquitetura elétrica	$5,968	$5,649	$4,295	$5,620	$6,622	2.6%
Sistemas de propulsão	$5,663	$5,368	$3,624	$4,086	$4,918	(3.5%)
Eletrônica e segurança	$5,035	$4,048	$2,562	$2,721	$2,955	(12.5%)
Sistemas térmicos	$2,412	$2,121	$1,373	$1,603	$1,796	(7.1%)
Demonstração das receitas						
Vendas	$19,526	$16,808	$11,755	$13,817	$16,039	(4.8%)
% de crescimento	*1.0%*	*(13.9%)*	*(30.1%)*	*17.5%*	*16.1%*	
Lucro bruto	$883	$651	$228	$2,049	$2,526	30.0%
% de margem	*4.5%*	*3.9%*	*1.9%*	*14.8%*	*15.7%*	
EBITD	$731	$269	$8	$1,633	$2,044	29.3%
% de margem	*3.7%*	*1.6%*	*0.7%*	*11.8%*	*12.7%*	
% de crescimento	*NM*	*NM*	*NM*	*NM*	*25.2%*	
D&A	$871	$822	$679	$421	$478	(13.9%)
Despesa de juros	764	434	8	30	123	(36.7%)
Lucro líquido	($1,760)	($2,013)	($866)	$631	$1,072	NM
Ações diluídas(1)	686	686	686	686	328	
EPS	($2.57)	($2.93)	($1.26)	$0.92	$3.27	NM
% de crescimento	*NM*	*NM*	*NM*	*NM*	*255.0%*	
Demonstração do fluxo de caixa						
Dinheiro das operações	($98)	$455	($98)	$1,142	$1,356	NM
Menos: capex	(577)	(771)	(409)	(500)	(629)	
% de vendas	*3.0%*	*4.6%*	*3.5%*	*3.6%*	*3.9%*	
Fluxo de caixa livre	($675)	($316)	($507)	$642	$727	NM
FCF / S	($0.98)	($0.46)	($0.74)	$0.94	$2.21	NM
% de crescimento	*NM*	*NM*	*NM*	*NM*	*136.7%*	

(1) Ações diluídas de 2011E na data da IPO.

II. Para onde a empresa está seguindo?

Agora que você sabe "Por onde a empresa andou", é hora de descobrir para onde ela está seguindo. Tente visualizar como a companhia será no ano seguinte, e nos próximos dois, cinco ou até dez anos. As expectativas de crescimento são críticas para a valoração. Os investidores em ações tendem a recompensar as empresas de crescimento mais rápido com múltiplos de negociação mais altos do que os pares de crescimento mais lento. Eles também concentram o foco no crescimento orgânico em vez daquele impulsionado por aquisições, com o primeiro em geral sendo visto mais favoravelmente.

O crescimento se refere a vendas e lucros. Os investidores procuram ambos. O crescimento das vendas sem o dos lucros levanta questões óbvias sobre os custos. Da mesma forma, o crescimento dos lucros sem o crescimento das vendas levanta questões sobre a sustentabilidade. Existe muito custo para ser espremido do limão.

A perspectiva de crescimento da empresa precisa ser refletida, tipicamente, em cinco anos de projeções no modelo financeiro. O objetivo é projetar o resultado de maior probabilidade. Inevitavelmente, desvios ocorrerão. Mas, se as premissas centrais forem bem pesquisadas e verificadas, as chances de dispersão se estreitam.

Embora o futuro seja inerentemente incerto, você precisa procurar pistas. Comece pelas transcrições de anúncios de lucros mais recentes, pela MD&A e pelas apresentações a investidores. Muitas empresas também fornecem orientação na forma de uma faixa de lucro. A sua visão sobre a capacidade e a credibilidade da gestão sustentará a sua interpretação. A pesquisa e as estimativas consensuais do lado da venda oferecem mais perspectivas, principalmente dos analistas mais conceituados.

Independentemente de onde caia a orientação ou o consenso, você precisa fazer o seu próprio trabalho. Em alguns casos, o "consenso" dissimula a grande disparidade entre as estimativas individuais dos analistas que o compunham. Portanto, é essencial desenvolver uma compreensão dos principais indicadores financeiros da empresa e modelar de acordo.

Para elaborar projeções financeiras, comece revisitando o trabalho que você fez na seção anterior. Concentre o foco nas taxas históricas de crescimento de vendas, no EBITDA, no EPS, bem como nas tendências das margens. Só então comece a olhar para a frente. O crescimento continuará seguindo a mesma trajetória? Vai acelerar ou desacelerar?

Como foi discutido antes, muitas vezes duas ou três variáveis importantes impulsionam o desempenho financeiro e, portanto, as projeções. Lembre-se de que as vendas da Delphi são em grande parte em função dos volumes de produção global por região, do *backlog* e do preço. Portanto, as projeções das vendas anuais normalmente são baseadas em dados prospectivos da produção de terceiros, de crescimento de novos negócios e de *backlog* e de reduções de preços.

Para as projeções de rentabilidade, os investidores concentram o foco no lucro bruto, no EBITDA e no lucro líquido. O lucro bruto, definido como vendas menos COGS, é aquele obtido depois da subtração dos custos diretamente relacionados à produção dos produtos e serviços. O COGS é amplamente variável e correlacionado com o volume de bens ou serviços vendidos. A margem bruta é calculada como o lucro bruto como uma porcentagem das vendas.

A abordagem da modelagem detalhada do lucro bruto projeta o COGS com base no preço e no volume das principais entradas de despesas. Os principais COGS da Delphi incluem matérias-primas e mão de obra, com custos adicionais relacionados a despesas gerais de fabricação e frete. Uma abordagem "rápida e suja", por outro lado, pressupõe a margem bruta como porcentagem das vendas, com base em tendências recentes, pesquisas independentes ou orientação dos gestores.

A mesma coisa vale para a modelagem do EBITDA e do EBIT, que são líquidos de COGS e SG&A (despesas com vendas, gerais e administrativas), também conhecidas como despesas gerais corporativas. A abordagem detalhada projeta SG&A como um item de linha separado e o subtrai do lucro bruto, para calcular o EBIT.[7] Em seguida, você adiciona de volta as despesas de D&A para solucionar o EBITDA. Frequentemente, a D&A é projetada como uma porcentagem das vendas com base em níveis históricos.

As despesas de SG&A são em grande parte fixas, muitas vezes modeladas pelo crescimento do PIB ou por uma taxa de "inflação a mais". Ou SG&A pode ser modelado como uma porcentagem das vendas de acordo com as tendências recentes. Para qualquer uma das abordagens, fique atento às principais iniciativas de redução de custos ou expansão, que podem impactar significativamente esse item da linha.

Para o lucro líquido, você precisa levar em consideração as despesas com juros e impostos. Na medida em que essas despesas são dinâmicas, é prudente modelá-las separadamente, em vez de depender de premissas de margem de alto nível. Isso é particularmente importante para empresas alavancadas que estão pagando dívidas e, portanto, reduzindo despesas com juros no futuro. Também se aplica a empresas que estejam levantando dívidas para recomprar ações ou financiar o crescimento.

---

7 O cálculo do EBIT assume que a despesa D&A está incluída no COGS e, em menor grau, em SG&A.

Para as métricas por ação, principalmente EPS e FCF/S, você divide os numeradores – o lucro líquido e o fluxo de caixa livre, respectivamente – pelas ações diluídas. Para o denominador, lembre-se de possíveis recompras de ações, emissões, ou outras ações corporativas que possam afetar a futura contagem das ações.

O Quadro 3.10 mostra as nossas hipóteses, ou premissas, no modelo específico da Delphi. Elas fazem referência ao desempenho histórico, bem como às perspectivas de produção por geografia, estimativas de pendências e reduções de preços padrão. De acordo com o Quadro 3.11, essas premissas resultaram em um crescimento de vendas de 6%+ CAGR para os próximos cinco anos. As margens brutas superaram 17,5% ao final do período de projeção, enquanto as margens EBITDA atingiram 14,5%.

Além disso, modelamos o EPS e o FCF/S crescendo significativamente mais rápido do que o faturamento e o EBITDA, devido a uma contagem reduzida das ações a partir das recompras de ações. As nossas premissas de recompra começaram em US$ 250 milhões no ano um e escalonaram para US$ 750 milhões no ano cinco.

Quadro 3.10 Resumo das premissas do modelo *(US$ em milhões)*

(US$ em milhões)

Resumo das premissas do modelo					
	Período de projeção				
	2012E	2013E	2014E	2015E	2016E
Indicadores de vendas					
Produção de veículos leves (000s)					
América do Norte	13,907	14,880	15,624	16,093	16,576
Europa	18,527	19,268	19,846	20,442	21,055
América do Sul	4,394	4,526	4,617	4,663	4,686
China	18,544	19,842	22,216	23,786	25,071
Exposição geográfica					
América do Norte	34%	34%	34%	34%	33%
Europa	39%	38%	37%	37%	37%
América do Sul	8%	8%	8%	7%	7%
China	20%	20%	21%	22%	22%
Backlog incremental	$900	$900	$1,000	$1,000	$1,000
Quedas de preços	(2%)	(2%)	(2%)	(2%)	(2%)
Custos e Despesas					
COGS como % das vendas	83.9%	83.4%	82.9%	82.7%	82.4%
SG&A % das vendas	5.5%	5.5%	5.5%	5.5%	5.5%
D&A % das vendas	3.0%	3.0%	3.0%	3.0%	3.0%
Capex % das vendas	4.5%	4.5%	4.5%	4.5%	4.5%
Alocação de capital					
Recompras	$250	$350	$450	$500	$750
Dividendos	-	-	-	-	-

Quadro 3.11 Resumo financeiro projetado de cinco anos da Delphi

(US$ em milhões, exceto dados por ação)

Demonstração de receitas e do fluxo de caixa livre						
	Período de projeção					CAGR
	2012E	2013E	2014E	2015E	2016E	('11 - '16)
Vendas por segmento						
Arquitetura elétrica	$6,817	$7,319	$7,852	$8,269	$8,662	5.5%
Sistemas de propulsão	$5,145	$5,633	$6,108	$6,478	$6,885	7.0%
Eletrônica e segurança	$3,053	$3,374	$3,703	$3,987	$4,267	7.6%
Sistemas térmicos	$1,854	$1,983	$2,139	$2,263	$2,379	5.8%
Demonstração de receitas						
Vendas	$16,594	$18,023	$19,507	$20,691	$21,879	6.4%
% de crescimento	*3.5%*	*8.6%*	*8.2%*	*6.1%*	*5.7%*	
Lucro bruto	$2,671	$2,991	$3,335	$3,589	$3,850	8.8%
% de margem	*16.1%*	*16.6%*	*17.1%*	*17.3%*	*17.6%*	
EBITD A	$2,157	$2,433	$2,731	$2,948	$3,172	9.2%
% de margem	*13.0%*	*13.5%*	*14.0%*	*14.2%*	*14.5%*	
% de crescimento	*5.5%*	*12.8%*	*12.2%*	*8.0%*	*7.6%*	
D& A	$490	$532	$575	$610	$645	7.2%
Despesa de juros	123	121	120	119	117	(1.3%)
Lucro líquido	$1,180	$1,371	$1,577	$1,726	$1,882	11.9%
Ações diluídas	324	314	304	294	284	
EPS	$3.65	$4.36	$5.19	$5.87	$6.64	15.2%
% de crescimento	*11.7%*	*19.7%*	*19.0%*	*13.2%*	*12.9%*	
Demonstração do fluxo de caixa						
Dinheiro em caixa das operações	$1,639	$1,836	$2,083	$2,282	$2,472	12.8%
Menos: capex	(747)	(811)	(878)	(931)	(985)	
% de vendas	*4.5%*	*4.5%*	*4.5%*	*4.5%*	*4.5%*	
Fluxo de caixa livre	$892	$1,025	$1,205	$1,351	$1,487	15.4%
FCF / S	$2.76	$3.26	$3.97	$4.60	$5.24	18.8%
% de crescimento	*24.5%*	*18.4%*	*21.5%*	*15.9%*	*14.1%*	

III. O balanço patrimonial da empresa é saudável?

Um balanço patrimonial forte é essencial para um negócio saudável. Ele oferece flexibilidade para operações em crescimento, tanto organicamente quanto por meio de M&A, bem como para retornos de capital. Ele também funciona como amortecedor em tempos difíceis. Por outro lado, um balanço patrimonial fraco restringe o crescimento, limita o acesso ao capital externo e reduz a margem de erro.

Para entender o balanço patrimonial da empresa, você precisa explorar a estrutura do capital e as principais estatísticas de crédito. A estrutura do capital se refere ao valor, aos componentes e aos termos da dívida e do patrimônio da empresa. Quanto mais dívida, maior o risco. Como foi testemunhado durante o período que antecedeu a Grande Recessão, muitos investidores sofisticados subestimaram os perigos de um balanço patrimonial forçado.

A estrutura do capital afeta o desempenho financeiro e operacional. Maior alavancagem significa maior despesa de juros, o que impacta negativamente os lucros e o fluxo de caixa. Uma estrutura do capital ousada também pode significar menos fundos para as operações. Em nível mais extremo, causa problemas de liquidez e potencialmente leva à falência.

Em caso de falência, os investidores em ações sofrem perdas severas ou perda total, pois ocupam a posição mais júnior na estrutura do capital. Ao contrário dos credores, os acionistas não têm garantias de pagamento de juros, nem de reembolso contratual do principal em uma data de vencimento definida. Como foi observado no segundo passo, os investidores em ações tendem a preferir menor alavancagem e maior cobertura.

Os investidores em ações também precisam estar cientes de quando a dívida da empresa terá que ser paga, ou seja, eles devem conhecer o cronograma de vencimento da dívida. No vencimento, as obrigações de dívida devem ser refinanciadas com capital novo do mercado ou liquidadas com dinheiro do caixa. Caso contrário, a empresa ficará inadimplente. A incapacidade de refinanciar ou pagar dívidas pode ser devida ao fraco desempenho financeiro, a fracos mercados de capitais ou a ambos. Independentemente, quase sempre o resultado é a falência.

Do ponto de vista do balanço patrimonial, a Delphi saiu da falência com um perfil de crédito significativamente melhorado. Na época da IPO, a alavancagem foi reduzida para uma vez, e o saldo de caixa de US$ 1,45 bilhão significava que a alavancagem seria de apenas 0,3 vez, em base líquida. Uma nova dívida rotativa não sacada de US$ 1,3 bilhão também reforçou o perfil de liquidez. Além disso, a empresa não teria vencimentos de dívida significativos pelos próximos cinco anos.

Isso posicionou a Delphi para um forte crescimento orgânico e inorgânico. A capacidade do seu balanço patrimonial poderia ser usada para projetos de R&D/capital, M&A, recompras e dividendos. Daqui em diante, nós modelamos o perfil de crédito da Delphi continuando a melhorar por meio do crescimento do EBITDA e do reembolso obrigatório da dívida (veja o Quadro 3.12).

Quadro 3.12 Resumo financeiro projetado de cinco anos da Delphi

(US$ em milhões)

Resumo do balanço patrimonial

	2011E	2012E	2013E	2014E	2015E	2016E
				Período de projeção		
Estatísticas financeiras						
EBITDA	$2,044	$2,157	$2,433	$2,731	$2,948	$3,172
Despesas de juros	123	123	121	120	119	117
Despesas de capital	629	747	811	878	931	985
% das vendas	3.9%	4.5%	4.5%	4.5%	4.5%	4.5%
Estrutura do capital						
Dinheiro em caixa	$1,455	$2,012	$2,651	$3,370	$4,185	$4,802
Dívida garantida	1,042	956	920	884	848	728
Dívida total	2,114	2,028	1,992	1,956	1,920	1,800
Dívida líquida	658	16	(659)	(1,414)	(2,265)	(3,002)
Estatísticas de crédito						
Cobertura						
EBITDA / Int. Exp.	16.6x	17.5x	20.0x	22.7x	24.8x	27.2x
(EBITDA - Capex) / Int.	11.5x	11.5x	13.4x	15.4x	16.9x	18.7x
Alavancagem						
Dívida garantida / EBITDA	0.5x	0.4x	0.4x	0.3x	0.3x	0.2x
Dívida total / EBITDA	1.0x	0.9x	0.8x	0.7x	0.7x	0.6x
Dívida líquida / EBITDA	0.3x	0.0x	(0.3x)	(0.5x)	(0.8x)	(0.9x)
Capital de giro						
Capital de giro líquido	$587	$613	$675	$739	$789	$839
% das vendas	3.7%	3.7%	3.7%	3.8%	3.8%	3.8%

A alavancagem, claro, não é totalmente ruim. Usada corretamente, pode ser um poderoso fator de geração de valor. A dívida é inerentemente mais barata do que o capital próprio, e muitas vezes é a maneira ideal de financiar o crescimento até certo ponto. Portanto, certifique-se de analisar a capacidade do balanço patrimonial quando fizer a avaliação de uma oportunidade.

A dívida adicional pode ser usada para recomprar ações ou financiar fusões e aquisições, aumentando assim o EPS. Para uma empresa com alavancagem de 1,5 vez contra os pares em 2,5 vezes, você pode modelar em alavancagem incremental de 1 vez para financiar uma recompra ou fazer uma aquisição. Em seguida, avalie o EPS proforma para cada cenário. Essa análise ajuda a identificar potenciais catalisadores. Para a Delphi, com apenas 1 vez de alavancagem total pós-IPO, vimos potencial para recompras maior do que modelamos, além de futuras fusões e aquisições.

IV. A empresa gera um forte fluxo de caixa livre?

O fluxo de caixa livre é a alma da empresa. É o caixa gerado depois do pagamento de todas as despesas em dinheiro – COGS, SG&A, juros e impostos associados –, bem como do financiamento de capex e do capital de giro. Como tal, denota a capacidade da empresa de investir em crescimento, devolver capital aos acionistas ou pagar dívidas. Para muitos investidores, o P/FCF – rendimento FCF – é a principal base de valoração na qual eles investem.

Os investidores analisam o percentual do EBITDA, ou lucro líquido, que é convertido em fluxo de caixa. Você pode ver o relatório de uma empresa em que o FCF supera o lucro líquido, um sinal poderoso. Idealmente, isso se deve aos baixos requisitos de capex ou à eficiência do capital de giro. No entanto, fique atento ao FCF inflado devido a itens únicos, a subinvestimento ou a benefícios fiscais temporários. Da mesma forma, uma empresa com lucros fortes mas FCF consistentemente fraco pode ter problemas à frente.

A geração de FCF é impulsionada por múltiplos fatores, sendo a rentabilidade o principal deles. As margens de lucro bruto, EBITDA e EBIT mostram a rentabilidade operacional da empresa. O lucro líquido vai um passo além, compensando os encargos financeiros, como as despesas com juros e impostos. No entanto, mesmo um negócio de alta margem pode ter um perfil FCF ruim se a intensidade de capital for muito alta. A intensidade de capital se refere às necessidades de gastos de caixa para iniciativas de manutenção e crescimento, principalmente capex e capital de giro.

Os capex são os recursos que uma empresa utiliza para comprar, melhorar, expandir ou substituir PP&E. Os níveis históricos ajudam a orientar as projeções dos investimentos futuros. Observe que essas projeções podem se desviar dos níveis históricos, dependendo da estratégia da empresa ou da fase de operação. Uma empresa em modo de expansão pode ter capex elevado em alguma parte do período de projeção. Felizmente, em geral o capex planejado é discutido no 10-K ou nos anúncios de lucros.

Também é importante diferenciar os gastos considerados necessários para continuar operando o negócio ("capex de manutenção") e os discricionários ("capex de crescimento"). Normalmente, as empresas têm o benefício da dúvida de que o capex de crescimento pode ser reduzido em tempos difíceis. Para a Delphi, modelamos o capex aumentando de pouco menos de 4% em 2011 para 4,5% das vendas ao longo do período de projeção, devido aos investimentos planejados em lançamentos de novos produtos (veja o Quadro 3.12).

O capital de giro líquido (NWC) é o dinheiro necessário para financiar as operações da empresa de forma contínua. É a soma do caixa vinculado em vendas a prazo e ações ("ativo circulante"), menos o caixa devido a fornecedores ("passivo circulante"). Como regra geral, os requisitos pesados de NWC são vistos desfavoravelmente. O capital vinculado a inventário e contas a receber significa menos caixa disponível para a empresa e seus acionistas. Os investidores analisam uma variedade de métricas para medir a eficiência do NWC. Talvez a mais simples seja o NWC como porcentagem das vendas. As tendências ano a ano são particularmente reveladoras. Um aumento notável no NWC como porcentagem das vendas pode ser um sinal de alerta. Melhorias significativas na eficiência do NWC, por outro lado, reforçam o perfil do FCF da empresa. Para a Delphi, assumimos o NWC em um patamar relativamente estável de 3,7% a 3,8% das vendas ao longo do período de projeção.

Considerando o exposto, em conjunção com os seus volumes acelerados e com o aumento da rentabilidade, as perspectivas de geração de FCF da Delphi eram fortes. De acordo com o Quadro 3.11, modelamos o FCF da Delphi para acelerar significativamente durante o período de projeção.

V. Como a gestão da empresa aloca o capital?

A alocação eficaz de capital é um diferencial importante para as melhores empresas do setor. Equipes de gestão disciplinadas avaliam continuamente os retornos relativos de sua alocação de capital. Em outras palavras, qual é o maior retorno para cada dólar gasto? As maneiras mais comuns de utilizar o dinheiro abrangem:

- Projetos de crescimento orgânico.

- Fusões e aquisições.

- Compartilhamento de recompras.

- Dividendos.

- Reembolso da dívida.

Você está cético de que a alocação de capital é um fator essencial de valor? Pois bem, considere o seguinte. Tanto para a Blockbuster como para a Borders, imagine um mundo onde elas decidissem desde cedo alocar capital para aplicar em soluções digitais, ou online, em vez de aumentar as vitrines. Talvez elas ainda estivessem vivas hoje.

Normalmente, as empresas procuram primeiro alocar capital para oportunidades internas. Projetos de crescimento orgânico são vistos como de menor risco. Essas iniciativas podem chegar na forma de novas instalações, novos locais, novas máquinas, mais R&D, novos lançamentos de produtos ou novas plataformas de tecnologia.

As empresas também podem procurar externamente oportunidades de M&A como o melhor uso do caixa. O ajuste estratégico e o preço pago são obviamente críticos aqui, assim como o histórico do comprador. A empresa tem forte histórico de execução de negócios de valor e entrega de sinergias anunciadas? Os alvos potenciais são estratégicos e agregam valor?

Outras estratégias de alocação de capital concentram-se no retorno direto do capital, principalmente recompras de ações e dividendos. Aqui, o histórico também é importante. Para recompras anteriores, analise a quantidade de ações que a empresa recomprou e a quais preços. Para empresas que anunciam recompras pela primeira vez, a análise deve concentrar o foco na capacidade do balanço patrimonial e no EPS proforma.

A estratégia de dividendos da empresa requer análises semelhantes. A empresa paga dividendos regulares ou faz grandes pagamentos únicos à medida que o dinheiro se acumula? Há quanto tempo a empresa paga dividendos, e isso vem aumentando? Qual é o atual rendimento de dividendos? O dividendo é uma parcela significativa do lucro líquido, conforme refletido em seu índice de distribuição? Uma empresa com índice de pagamento de 50% e rendimento consistente de 3% a 4% tem maior probabilidade de atrair a atenção dos investidores.

O reembolso da dívida também pode aumentar os retornos dos acionistas. Isso é especialmente verdadeiro para uma empresa de qualidade com pesada carga de dívida, mas um caminho claro para a desalavancagem. As IPOs apoiadas por patrocinadores (antigos LBOs que se tornaram públicos) e empresas altamente cíclicas merecem atenção a esse respeito. O reembolso acelerado da dívida por FCF resulta em despesas de juros mais baixas e, portanto, em EPS mais alto. Além disso, a desalavancagem pode reclassificar a empresa com um múltiplo mais alto, pois diminui o risco do patrimônio e cria capacidade de crescimento.

Para a Delphi, modelamos recompras de financiamento de FCF na ausência de M&A. Esta foi uma atualização notável da Velha Delphi, que tinha uma reputação de longa data entre os investidores de capital como alocadora de capital desfocada e ineficiente. A Silver Point e a Elliott, em conjunto com o conselho e a equipe de gestão pós-emergência, fizeram da alocação de capital forte na Nova Delphi uma prioridade. Se os investidores estivessem atentos, poderiam ter deduzido isso a partir da formação do novo conselho de diretores e de seu forte alinhamento com a base de acionistas orientada para o valor.

Como resultado, assumimos recompras anuais de US$ 250 milhões a US$ 750 milhões ao longo do período de projeção. Assumindo uma valorização anual do preço das ações de 25%, as ações diluídas caíram de 328 milhões em 2011 para 284 milhões em 2016E. Isso levou a um crescimento do CAGR de aproximadamente 15% do EPS e 19% do FCF/S durante o período de projeção de cinco anos (veja o Quadro 3.11).

Principais conclusões

- Entenda o que a empresa faz e como ela ganha dinheiro.

- Concentre-se nos dois ou três principais fatores de negócios da empresa.

- A *due diligence* empresarial busca verificar a posição competitiva da organização e a resiliência de seu modelo de negócios, também conhecida como "fosso".

- Produtos diferenciados, propriedade intelectual, escala, marca, relacionamento com o cliente, poder de precificação e alto investimento de capital inicial são todos quesitos que apoiam o fosso da empresa.

- A *due diligence* financeira explora o desempenho histórico, principalmente como um prólogo para o futuro. Visualize como será a empresa nos próximos um, dois, cinco ou até dez anos.

- Os investidores em ações ignoram o balanço patrimonial e a estrutura do capital por sua própria conta e risco.

- A alocação eficiente de capital é um diferencial importante para as melhores companhias do setor.

- As formas mais comuns de alocar capital abrangem: projetos de crescimento orgânico, fusões e aquisições, recompras, dividendos e liquidação de dívidas.

Capítulo 4 – Quarto passo: Valoração e catalisadores

Qual o valor da ação?

Por enquanto, você já sabe analisar o modelo de negócios de uma empresa e como ela ganha dinheiro. Você também sabe como medir o desempenho financeiro. Agora, é hora de aprofundar a valoração. É um sequenciamento importante. Como você pode avaliar uma empresa sem primeiro entender o negócio e suas finanças subjacentes?

Nosso primeiro livro, *Investment Banking* [disponível apenas na edição original em inglês], fornece uma visão geral de valoração, em 400 páginas e 100 mil palavras. Este capítulo capta os conceitos mais críticos em uma fração do espaço.

Seu trabalho de valoração precisa abordar duas questões cruciais. Primeiro, qual o valor da empresa? Segundo, como esse valor se compara com a valoração dessa empresa no mercado público? Em outras palavras, a ação é atraente ao preço atual? Os seus retornos dependem de pagar o preço certo na hora certa. Evite a armadilha da "boa empresa, ação ruim".

A discussão de valoração começa pelo básico. O kit de ferramentas essencial de Wall Street engloba um mix de valorações: a de mercado, a intrínseca e a baseada em fusões e aquisições. Também abordamos algumas ferramentas mais diferenciadas, inclusive a soma das partes e o valor patrimonial líquido.

Outras abordagens de valoração são menos técnicas e mais orientadas para eventos. Os chamados "catalisadores" têm o potencial de gerar valorização significativa no preço das ações. Eles podem ser conduzidos internamente, como parte de uma estratégia de gestão em evolução, ou externamente, como ativismo dos acionistas.

A combinação das ferramentas de valoração mencionadas é usada para definir o preço-alvo (PT) para determinada ação. O PT é o componente central da decisão final de investimento, seja ela *compra, venda a descoberto, rastreio* ou *repasse*. Sem ele, você não pode quantificar adequadamente o potencial de ganho nem a relação risco/recompensa.

Valoração

Nas páginas a seguir, detalhamos as principais ferramentas de valoração utilizadas na escolha de ações (veja o Quadro 4.1).

Quadro 4.1 Valoração

I. Valoração de mercado e valoração intrínseca

  a. Empresas comparáveis

  b. Fluxo de caixa descontado

  c. Soma das partes

  d. Valor patrimonial líquido

II. Valoração de compra

  a. Transações anteriores

  b. Análise de compra alavancada

  c. Acreção/(diluição)

A fórmula mágica para investir como um profissional

Valoração de mercado e valoração intrínseca

Como foi sublinhado no segundo passo, a *análise de empresas comparáveis* (*"comps"*) está no centro da valoração. Os principais múltiplos de negociação da empresa são calculados e comparados aos pares. Essa análise relativa ajuda a identificar se a ação pode estar com preço errado e representa uma oportunidade de compra.

Uma ferramenta mais acadêmica é a *análise de fluxo de caixa descontado* (DCF), que avalia uma empresa com base no FCF que se espera gerar na perpetuidade. Esses fluxos de caixa, porém, precisam ser descontados até o presente. Em essência, a abordagem de valoração baseada em múltiplos é a abreviação de um DCF. Os múltiplos destinam-se a captar o valor presente (PV) dos fluxos de caixa futuros da empresa.

Existem muitas variações nas abordagens de valoração discutidas anteriormente. Por exemplo, uma abordagem de *soma das partes* (SOTP) pode ser apropriada para empresas com diversos segmentos de negócios. A SOTP avalia cada segmento separadamente, usando uma ou mais das técnicas listadas aqui. Os valores das peças individuais são então somados.

A *análise do valor patrimonial líquido* (NAV) é semelhante à SOTP. É normalmente usada para empresas que abrigam vários ativos financeiros ou físicos sob o mesmo guarda-chuva. A análise baseia-se na soma do valor de mercado dessas participações, menos os passivos da empresa.

Empresas comparáveis

Para as empresas de capital aberto, o mercado já estabeleceu um marco de valoração. As ações delas são negociadas em bolsas de valores públicas, em que os investidores as compram e as vendem a um determinado preço. O seu trabalho será determinar se essas ações estão com preços justos, subavaliados ou superavaliados.

As comparações são construídas com base na premissa de que os pares públicos fornecem um ponto de referência natural para a valoração. Isso, é claro, pressupõe que o mercado esteja valorizando adequadamente essas empresas. O primeiro passo é encontrar o conjunto de pares certo. Para algumas empresas, esse exercício é relativamente simples. Uma grande companhia americana de alimentos e bebidas seria naturalmente comparada a Coca-Cola (KO), General Mills (GIS), Kellogg (K), Kraft Heinz (KHC) e PepsiCo (PEP). Para outras, o exercício exige mais criatividade, pois não existem pares claros.

As organizações pares são então comparadas umas com as outras, com base em métricas como: tamanho, crescimento, rentabilidade, retornos e qualidade do crédito. Critérios específicos do setor também são adicionados conforme apropriado. A classificação relativa das empresas fornece pistas sobre por que algumas negociam com prêmios ou descontos para o grupo. A valoração é então enquadrada de acordo com isso.

No Quadro 4.2, comparamos o *benchmark* da Delphi com seus pares. Agora, o trabalho detalhado sobre o modelo de negócios e os concorrentes da Delphi nos permite expandir e refinar o conjunto das empresas pares. Nós as dissecamos em grupos de *produtores sazonais* e *fornecedores vinculados à produção de automóveis*. Os constituintes de cada grupo são mostrados no Quadro 4.3, em que exibimos a tabela de comparações detalhadas da Delphi.

Os múltiplos de negociação estão no centro das comparações, principalmente EV/EBITDA, P/E P/FCF (ou o inverso, rendimento do FCF). Múltiplos mais altos geralmente estão vinculados a desempenho e expectativas mais altos. O investidor experiente procura uma quebra nessas correlações. Talvez o mercado esteja interpretando mal as perspectivas de crescimento, as iniciativas de corte de custos, as oportunidades de retorno de capital ou outros catalisadores importantes. Seu trabalho é avaliar se a discrepância representa uma oportunidade atraente.

Na maioria das vezes, a desconexão da valoração é inteiramente justificada. Isso é particularmente verdadeiro para as chamadas armadilhas de valor. Elas têm problemas fundamentais ou estruturais que ameaçam deprimir os lucros futuros. Assim, um múltiplo de 15 vezes hoje pode, na verdade, ser de 25 vezes com base em lucros futuros mais baixos. Como um grande amigo nosso gosta de dizer: "Tudo parece barato se se aproxima do zero".

Às vezes, porém, você encontra ouro. O desconto de valoração salta da página: por exemplo, as taxas de crescimento da empresa são do quartil superior, mas a valoração é de vários pares defasados. Na maioria dos casos, é necessária uma análise mais sutil. Caso contrário, o mercado provavelmente já teria eliminado a arbitragem há muito tempo.

Quadro 4.2 Análise de *benchmarking*

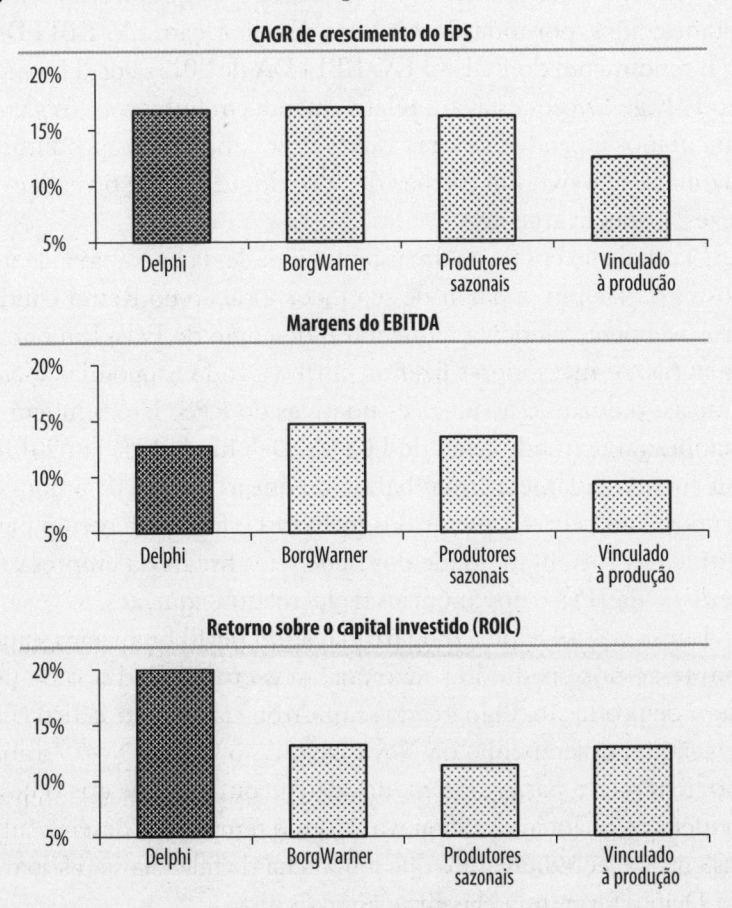

Agora vamos explorar a Delphi. De acordo com o Quadro 4.2, o CAGR de crescimento do EPS ficou confortavelmente acima das comparações vinculadas à produção, e em grande parte em linha com os produtores sazonais, embora um pouco abaixo da BorgWarner, a melhor da categoria. A margem EBITDA de 12,7% também foi superior à dos *players* vinculados à produção, em 9,5%, e se aproximou dos produtores sazonais. Além disso, o ROIC da Delphi, de 20,5%, foi substancialmente maior do que as médias de ambas as categorias de pares.

No entanto, conforme o Quadro 4.3 mostra, a Delphi negociou com desconto significativo em relação aos produtores sazonais estabelecidos, por todas as medidas de valoração: EV/EBITDA, P/E rendimento do FCF. O EV/EBITDA de 2013E, de 3,5 vezes, e o P/E de 5 vezes estavam relativamente em linha com os *players* vinculados à produção, mas várias vezes abaixo dos produtores sazonais, que tiveram médias de aproximadamente 6 vezes e 11 vezes, respectivamente.

O ceticismo em torno da sustentabilidade da baixa taxa de impostos da Delphi, a partir de sua incorporação no Reino Unido, provavelmente ajudou a alimentar o desconto do P/E. Em outras palavras, os investidores fizeram corte visando economias fiscais futuras, reduzindo assim as estimativas do EPS. Isso também se manifestou no rendimento do FCF da Delphi, de 15% em 2013E, que foi marcadamente mais barato do que as médias de ambos os grupos. Isso ocorreu apesar dos melhores esforços da gestão para destacar a sustentabilidade dos benefícios fiscais da empresa no *roadshow* da IPO e nos anúncios de lucros subsequentes.

Em suma, a Delphi compartilhava um perfil financeiro semelhante ao dos produtores sazonais, mas era avaliada como um *player* de produção. O mercado se mostrou claramente cético com relação ao desempenho da Nova Delphi no futuro. Nosso trabalho no terceiro passo, porém, nos deu a confiança de que o novo modelo de negócios funcionava. Com o tempo, e o desempenho sustentado, acreditávamos que a mancha de falência se dissiparia e a Delphi teria uma classificação mais alta.

Quadro 4.3 Análise de empresas comparáveis: Página da tabela de múltiplos de negociação

(US$ em milhões, exceto preço da ação)

Análise de empresas comparáveis

Empresa	Registro	Preço atual da ação	% da alta de 52 semanas	Valor patrimonial	Valor da empresa	EV/EBITD			P/E			Rendimento FCF		
						'11E	'12E	'13E	'11E	'12E	'13E	'11E	'12E	'13E
Produtores sazonais														
Autoliv	ALV	$52.90	63%	$4,962	$5,048	4.3x	4.2x	4.0x	7.9x	7.9x	7.6x	8.6%	9.6%	9.8%
BorgWarner	BWA	$65.63	80%	$8,451	$9,527	9.0x	7.8x	6.8x	15.1x	13.1x	11.0x	3.9%	5.9%	7.2%
Gentex	GNTX	$28.18	84%	$4,067	$3,611	12.9x	11.0x	9.5x	24.3x	20.1x	17.1x	2.0%	3.7%	5.6%
Harman	HAR	$40.77	79%	$2,931	$2,624	6.8x	6.0x	5.3x	16.3x	13.5x	11.9x	8.1%	8.2%	8.2%
Johnson Controls	JCI	$32.45	90%	$22,101	$24,957	8.3x	6.7x	5.8x	12.4x	10.2x	8.4x	1.0%	5.0%	7.0%
Visteon	VC	$57.43	76%	$2,985	$3,487	5.2x	4.6x	4.2x	15.5x	12.0x	10.5x	-	5.5%	7.5%
Delphi	**DLPH**	**$22.00**	**NA**	**$7,221**	**$8,501**	**4.2x**	**3.9x**	**3.5x**	**6.7x**	**6.0x**	**5.0x**	**10.1%**	**12.5%**	**14.8%**
Média						**7.7x**	**6.7x**	**5.9x**	**15.2x**	**12.8x**	**11.1x**	**4.7%**	**6.3%**	**7.5%**
Vinculados à produção														
American Axl	AXL	$8.70	54%	$656	$1,592	4.3x	4.0x	3.6x	4.3x	4.2x	3.6x	3.2%	8.6%	13.1%
Dana	DAN	$13.33	70%	$2,863	$3,721	5.1x	4.5x	4.0x	8.5x	7.6x	6.0x	6.0%	9.7%	11.9%
Lear	LEA	$41.81	75%	$4,480	$3,616	3.5x	3.2x	3.0x	7.8x	7.4x	6.9x	9.9%	10.9%	11.4%
Magna	MGA	$34.06	55%	$8,260	$7,127	3.7x	3.5x	3.1x	8.7x	7.7x	6.5x	5.8%	8.6%	10.5%
Tenneco	TEN	$29.15	63%	$1,800	$2,988	5.1x	4.3x	3.8x	10.9x	8.4x	7.0x	4.2%	9.7%	11.3%
TRW	TRW	$34.18	55%	$4,570	$5,407	3.2x	3.1x	2.9x	4.9x	4.9x	4.8x	12.0%	12.8%	14.6%
Delphi	**DLPH**	**$22.00**	**NA**	**$7,221**	**$8,501**	**4.2x**	**3.9x**	**3.5x**	**6.7x**	**6.0x**	**5.0x**	**10.1%**	**12.5%**	**14.8%**
Média						**4.1x**	**3.7x**	**3.4x**	**7.5x**	**6.7x**	**5.8x**	**6.9%**	**10.1%**	**12.1%**

Fluxo de caixa descontado

A premissa básica de um DCF (*Discounted Cash Flow*/fluxo de caixa descontado) é que a empresa deve valer o valor presente de seus fluxos de caixa futuros. Isso é conhecido como *valor intrínseco*, considerando a base nos fluxos de caixa subjacentes do negócio. Nesse sentido, o DCF serve como verificação útil em abordagens baseadas no mercado, como as comparações, que podem ser distorcidas durante períodos excessivamente exuberantes ou de baixa. O DCF também é valioso quando existem empresas pares limitadas (ou não) de jogo puro.

Em tese, o DCF deve ser a forma mais precisa de avaliar a empresa. Na prática, porém, existem considerações importantes que limitam sua relevância e confiabilidade. Mais especialmente, o DCF é altamente dependente de suposições sobre futuras projeções do FCF, que são inerentemente incertas. A incerteza do DCF aumenta à medida que você avança no período de projeção. Suposições adicionais sobre a *taxa de desconto* e o *valor terminal* obscurecem ainda mais o quadro. Como resultado, a valoração do DCF é vista em termos de uma faixa que é sensibilizada para as principais entradas, sobretudo a taxa de desconto e o *múltiplo de saída*.

O Quadro 4.4, a seguir, exibe o resultado do DCF da Delphi.

Quadro 4.4 Página de saída de análise do DCF da Delphi

(US$ em milhões, exceto dados por ação, ano fiscal encerrado em 31 de dezembro)

Análise DCF

	2011E	Year 1 2012E	Year 2 2013E	Year 3 2014E	Year 4 2015E	Year 5 2016E
EBITDA	**$2,044**	**$2,157**	**$2,433**	**$2,731**	**$2,948**	**$3,172**
Menos: depreciação e amortização	(478)	(490)	(532)	(575)	(610)	(645)
EBIT	**$1,567**	**$1,667**	**$1,901**	**$2,155**	**$2,338**	**$2,526**
Menos impostos	(317)	(338)	(385)	(436)	(473)	(512)
Mais: depreciação e amortização	478	490	532	575	610	645
Menos: despesas de capital	(629)	(747)	(811)	(878)	(931)	(985)
Menos: Inc./(Dec.) em capital de giro líquido	(138)	(26)	(61)	(65)	(50)	(50)
FCF não alavancado	**$959**	**$1,047**	**$1,175**	**$1,352**	**$1,494**	**$1,625**
Período de desconto (contrato de meio de ano)		0.5	1.5	2.5	3.5	4.5
Fator de desconto @ 10% WACC		0.95	0.87	0.79	0.72	0.65
Valor presente do FCF		**$998**	**$1,019**	**$1,065**	**$1,070**	**$1,058**

Valor da empresa		
Valor cumulativo presente do FCF	**$5,210**	A
Valor terminal		
EBITDA do ano terminal	$3,172	
Múltiplo de saída	5.0x	
Valor terminal	$15,860	
Fator de desconto	0.62	
Valor presente do valor terminal	**$9,848**	B
% do valor da empresa	65%	
Valor da empresa (A+B)	**$15,058**	C

Valor patrimonial implícito e preço das ações	
Valor da empresa	$15,058
Menos: dívida total	(2,173)
Menos: ações preferenciais	-
Menos: participação não controladora (minoritária)	(462)
Mais: dinheiro e equivalentes a dinheiro	1,355
Valor patrimonial implícito	**$13,778**
Ações totalmente diluídas	328
Preço implícito da ação	**$41.97**

Projeções do FCF: Normalmente, o DCF é baseado em uma previsão de cinco anos, o suficiente para conduzir a empresa através de um ciclo de negócios e atingir um estado estacionário teórico.[1] As projeções começam por vendas, ou EBITDA, e descem em cascata para o FCF não alavancado, ou FCF antes da dedução das despesas de juros, que são derivados de orientação da gestão (se fornecida), pesquisa de capital e fontes de terceiros. Em última análise, você precisa confiar na sua própria diligência e em seu próprio julgamento específicos, da empresa e do setor. As projeções Delphi desenvolvidas no terceiro passo servem como espinha dorsal do nosso DCF.

Valor terminal: Dadas as dificuldades em projetar as finanças da empresa em perpetuidade, um valor terminal é usado para captar fluxos de caixa além da previsão de cinco anos.

Normalmente, o valor terminal é calculado com base em um múltiplo do EBITDA do ano terminal[2] da empresa. Isso também é conhecido como *método de múltiplo de saída* (EMM).[3] A prática padrão para a maioria dos setores é usar o múltiplo EV/EBITDA para empresas comparáveis (veja o Quadro 4.5). Para a Delphi, assumimos um múltiplo de saída de cinco vezes, que foi a média mista dos produtores sazonais e dos conjuntos de pares vinculados à produção, ponderada em relação aos últimos por conservadorismo.

---

1 O período de projeção pode ser maior dependendo do setor, do estágio de desenvolvimento e da previsibilidade subjacente do desempenho financeiro da empresa.

2 O ano terminal refere-se ao ano final do período de projeção.

3 Uma abordagem alternativa é o método de crescimento da perpetuidade, que calcula o valor terminal aumentando o FCF do ano terminal da empresa em perpetuidade a uma taxa sustentável de longo prazo.

Quadro 4.5 Método de múltiplo de saída

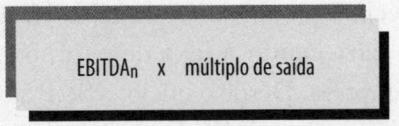

$$EBITDA_n \quad x \quad \text{múltiplo de saída}$$

em que: n = ano terminal do período de projeção

Custo médio ponderado do capital (WACC): Representa a taxa usada para descontar o FCF projetado da empresa e o valor terminal até o presente. É a "média ponderada" do retorno exigido sobre o capital investido na empresa, tanto de dívida como de patrimônio. O WACC é comumente referido como taxa de desconto ou *custo do capital*.

Conforme o Quadro 4.6 mostra, o cálculo do WACC requer várias premissas na linha de base.

Quadro 4.6 Cálculo do WACC

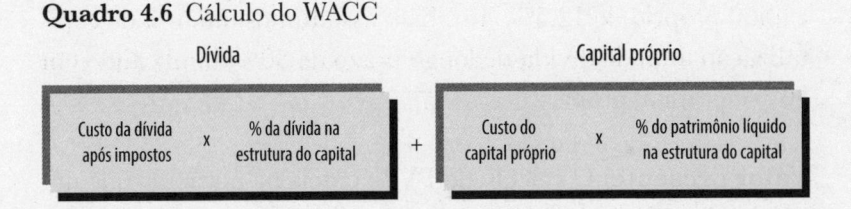

Dívida

Capital próprio

Custo da dívida após impostos   x   % da dívida na estrutura do capital   +   Custo do capital próprio   x   % do patrimônio líquido na estrutura do capital

O mix percentual de dívida e patrimônio é baseado em uma estrutura do capital de longo prazo assumido pela empresa. O mix típico pode ser: 30% de dívida, 70% de patrimônio. Na ausência de orientação específica da empresa, observe a estrutura histórica do capital e a dos pares.

Geralmente, o *custo da dívida* é obtido a partir do rendimento dos títulos da empresa. Dependendo do ambiente das taxas de juros, as organizações com grau de investimento de alta qualidade têm rendimentos em dígitos baixos/médios, enquanto os títulos de alto rendimento podem apresentar cupons várias centenas de pontos-base mais altos. Os títulos mais especulativos rendem acima de 10%.

O *custo do capital* é mais difícil de medir. Os profissionais usam o modelo de precificação de ativos de capital (CAPM),[4] uma fórmula projetada para captar a taxa de retorno esperada sobre o patrimônio da empresa. Desde o início, o S&P 500 retornou cerca de 11% em média, inclusive dividendos. Assim como a dívida, o custo do capital próprio é maior para empresas mais arriscadas, e menor para as mais estáveis.

No ambiente de baixas taxas de juros da era pós-Grande Recessão, um WACC típico estava na faixa de 7% a 12% para a maioria das empresas. As organizações de grau de investimento de grande capitalização gravitaram rumo à extremidade inferior, ou mesmo abaixo. As companhias mais especulativas ficavam na ponta da faixa, ou acima.

Para a Delphi em 2011, calculamos um WACC de 10%. Isso se baseou em um custo da dívida de 6% (4,8% após impostos), com base no rendimento dos títulos de referência e em um custo de capital próprio de 12,5%. Também assumimos um mix de capitalização total de dívida de longo prazo de 30%, implicando em 70% de capital próprio.

Valor presente: O cálculo do PV se baseia na noção de que um dólar hoje vale mais do que um dólar amanhã, conhecido como *valor do dinheiro no tempo*. Isso ocorre porque um dólar gera retornos ao longo do tempo, por meio dos investimentos e dos juros obtidos.

---

4 CAPM = taxa livre de risco + beta × prêmio de risco de mercado. A taxa livre de risco é o rendimento esperado de um título "sem risco", normalmente uma Nota do Tesouro dos Estados Unidos de dez anos. Beta mede a covariância entre o retorno das ações da empresa e o mercado de ações. As ações beta mais altas são mais voláteis. O prêmio de risco de mercado representa o retorno incremental sobre a taxa livre de risco que os investidores em ações esperam ganhar, geralmente variando de 5% a 8%.

Para um DCF, o PV é calculado multiplicando o FCF anual e o valor terminal por seus respectivos fatores de desconto. Um fator de desconto é o valor fracionário que representa o PV de um dólar recebido em uma data futura, considerando uma taxa de desconto assumida. Com um WACC de 10%, o fator de desconto para um dólar recebido no final do Ano 1 é 0,91 (1/(1 + 10%)^1). Portanto, o PV de US$ 100 milhões de FCF produzido no Ano 1 é de US$ 91 milhões.

Na prática, o cálculo do PV é ajustado para refletir a realidade de que o FCF é gerado ao longo do ano, e não no final. Isso é conhecido como *convenção de meio de ano*. Usando a convenção de meio de ano e um WACC de 10%, o fator de desconto para o Ano 1 seria 0,95 (1/(1 + 10%)^0,5). Conforme o Quadro 4.4 mostra, usamos a abordagem de meio de ano para o DCF da Delphi. Para o valor terminal, porém, usamos a abordagem de desconto do ano inteiro, uma vez que o valor global é assumido como sendo recebido no final do período de projeção. Observe que o fator de desconto aqui é 0,62 contra 0,65 para o FCF do Ano 5.

Juntando tudo

Valor da empresa: Os cinco anos de FCF projetados e o valor terminal da empresa são descontados até o presente. A soma desses valores representa o valor da empresa. Para a Delphi, o PV de cinco anos de FCF projetado totalizou US$ 5,2 bilhões (veja "A" no Quadro 4.4). O EBITDA do ano terminal de US$ 3,2 bilhões foi capitalizado em um múltiplo de saída de cinco vezes para fornecer um valor terminal de US$ 15,9 bilhões. Desse valor foi então descontado um WACC de 10% para o PV de US$ 9,8 bilhões (veja "B"). O PV do FCF futuro e o valor terminal somaram o valor da empresa de US$ 15,1 bilhões (ver "C").

Valor patrimonial: É um cálculo fácil quando você conhece o valor da empresa. Basta subtrair a dívida líquida, as ações preferenciais e os juros dos minoritários. Para a Delphi, a dívida líquida de US$ 818 milhões e a participação não controladora (minoritária) de US$ 462 milhões foram subtraídas do valor da empresa de US$ 15,1 bilhões para fornecer um valor patrimonial implícito de US$ 13,8 bilhões.

Preço das ações: Em seguida, você divide o valor patrimonial implícito pelas ações totalmente diluídas. Para a Delphi, os US$ 13,8 bilhões em valor patrimonial foram divididos por 328 milhões de ações diluídas, rendendo o preço da ação de quase US$ 42. Isso representou mais de 90% de vantagem em relação ao preço das ações da IPO, de US$ 22.

Análise de sensibilidade: Considerando as múltiplas premissas discutidas acima, a valoração do DCF é vista em termos de uma faixa, em vez de um valor único. Essa faixa é acionada pela sensibilização das principais entradas, como o WACC e o múltiplo de saída. Os indicadores de desempenho financeiro também podem ser sensibilizados, principalmente as taxas de crescimento de vendas e as margens de lucro. Essa assim chamada *análise de sensibilidade* é testemunho da noção de que a valoração é "tanto arte quanto ciência".

Conforme o Quadro 4.7 mostra, uma mudança de meia volta no múltiplo de saída equivale a US$ 3 por ação de valor. Da mesma forma, a mudança de 0,5% no WACC afeta o preço implícito das ações em aproximadamente US$ 0,75.

Quadro 4.7 Análise de sensibilidade do DCF

		Preço implícito da ação			
		Múltiplo de saída			
		4.0x	4.5x	5.0x	5.5x	6.0x
WACC	**9.0%**	$37	$41	$44	$47	$50
	9.5%	$37	$40	$43	$46	$49
	10.0%	$36	$39	$42	$45	$48
	10.5%	$35	$38	$41	$44	$47
	11.0%	$35	$37	$40	$43	$46

Soma das partes

Algumas empresas se enquadram na categoria de jogos puros. O modelo de negócios dela tem foco relativamente fácil de rotular. A Home Depot (HD) e o McDonald's (MCD) vêm à mente. No outro extremo do espectro, estão os conglomerados, em que um grupo de negócios, em grande parte não relacionados, está alojado sob o mesmo guarda-chuva corporativo.

Muitas empresas ficam em algum lugar no meio do caminho. Elas têm vários segmentos de negócios que podem compartilhar insumos, matérias-primas, clientes e mercados finais semelhantes, mas com perfis de crescimento e margens diferentes. Para essas companhias, muitas vezes é útil realizar uma SOTP que valorize cada segmento separadamente.

A SOTP permite determinar se existe alguma arbitragem de valoração entre o todo e suas partes. Em alguns casos, você pode descobrir que as peças valem significativamente mais do que o negócio consolidado está comercializando. Isso pode sinalizar uma oportunidade de compra, considerando a má interpretação do mercado sobre o valor embutido de certos segmentos. A cisão ou alienação de um ou mais desses segmentos pode servir de catalisador para desbloquear esse valor.

A SOTP padrão emprega a abordagem da comparação para fazer a valoração. Você encontra os melhores pares para cada segmento e, em seguida, aplica os múltiplos de acordo. Essa é a abordagem natural para a valoração de uma divisão que está sendo contemplada para uma cisão. Os valores de cada segmento são, então, somados para se chegar a uma valoração implícita de toda a empresa.

A abordagem "*mix-and-match*" ("misturar e combinar") também pode ser aplicada na SOTP. Por exemplo, a sua tese pode ser para um ou mais segmentos a serem vendidos. Nesse caso, transações anteriores ou análises de compra alavancada ("LBOs") podem ser usadas para valorar essas peças.

Embora a SOTP não tenha sido particularmente relevante para a Delphi na IPO, ela se aplicou à Rockwood Holdings (ROC). Em 2011, a ROC era uma empresa líder global de especialidades químicas, com quatro segmentos de negócios diversos. Conforme o Quadro 4.8 mostra, a SOTP da ROC no final do ano de 2011 rendeu o preço de ação implícito de US$ 60. Isso representou uma vantagem de mais de 50% em relação ao preço das ações de US$ 39,37 na época.

Nos dois anos seguintes, a Rockwood passou a vender os seus negócios de cerâmicas avançadas (*Advanced Ceramics*) e dióxido de titânio (*Titanium Dioxide*), bem como parte de seu segmento de aditivos melhoradores de desempenho (*Performance Additives*). Então, em julho de 2014, o restante da ROC foi vendido para a Albemarle (ALB) por quase US$ 80 por ação. Ao todo, os acionistas da ROC dobraram o dinheiro a partir de dezembro de 2011. Claramente, a SOTP sinalizou um valor embutido que não estava sendo reconhecido pelo mercado.

Quadro 4.8 Soma das partes da Rockwood

Rockwood Holdings (ROC)
Soma das partes (SOTP)

(US$ em milhões, exceto dados por ação)

Segmentos	2012E EBITDA	Alvo EV/EBITDA Múltiplo	Implícito Valor da empresa	% Total
Especialidades químicas	$350	8.5x	$2,975	44%
Aditivos melhoradores de desempenho	165	8.0x	1,320	19%
Dióxido de titânio	175	5.0x	875	13%
Cerâmicas avançadas	185	9.0x	1,665	24%
EBITDA total do segmento	**$875**	**7.8x**	**$6,835**	**100%**
Menos: Corporativo	(45)	7.8x	(352)	
EBITDA total consolidado	**$830**	**7.8x**	**$6,483**	
Menos: Dívida			(1,729)	
Menos: Participação não controladora (minoritária)			(311)	
Mais: Dinheiro em caixa			358	
Valor patrimonial implícito			$4,801	
Ações diluídas			80	
Preço implícito da ação			**$60.00**	
Preço da ação a/o 30/12/2011			$39.37	
% vantagem			52%	

Valor patrimonial líquido

Tradicionalmente, a análise do valor patrimonial líquido (*Net Asset Value*, NAV) é usada para empresas que abrigam múltiplos ativos financeiros ou físicos distintos. Exemplos comuns incluem fundos de investimento imobiliário (REITs), empresas de exploração e produção de petróleo e gás (E&P) e holdings financeiras.

O NAV deve refletir o valor de mercado dos ativos da empresa, menos os passivos. Para holdings com participações em vários negócios, pode haver uma desconexão entre o preço das ações da controladora e o valor de mercado de suas participações.

A Liberty Media (antiga LMCA), que detinha participações em várias empresas de capital aberto e de capital privado, é um exemplo clássico. De acordo com o Quadro 4.9, em dezembro de 2012, o preço de US$ 105,56 por ação da LMCA representava um desconto de 11% no valor da soma de suas participações a valor de mercado. Os fatores contribuintes incluíram a complexidade, os lucros tributáveis embutidos, a liquidez empresarial apertada e, ironicamente, a incerteza sobre como reduzir o desconto público para o NAV. Em última análise, as cisões dos principais ativos, a Starz Entertainment, o Atlanta Braves e a participação acionária na Sirius XM criaram um valor substancial para os acionistas da Liberty. Os que resistiram foram recompensados com um retorno anualizado de 15% até 2019.

Também pode existir uma desconexão entre o valor de mercado e o valor contábil declarado, para uma coleção de ativos. Geralmente, isso se deve à depreciação para fins contábeis contra a vida útil real dos ativos, bem como os efeitos líquidos dos dividendos e das recompras.

A *análise do valor de liquidação*, que frequentemente é empregada em cenários de alto risco ou falência, é uma variante do NAV. Ela busca calcular o preço de venda dos ativos da empresa, em um cenário de liquidação ou venda forçada. Se o valor de liquidação for maior do que a soma dos passivos da empresa, o valor restante estará disponível para os acionistas. Considerando a dinâmica de uma venda forçada, a análise da liquidação aplica descontos significativos ao valor de mercado dos ativos.

Quadro 4.9 Valor patrimonial líquido da Liberty Media

Liberty Media (LMCA)
Valor patrimonial líquido (NAV)

(US$ em milhões, exceto dados por ação)						A partir de 04/12/2012	
	Registro	% Possuído	Ações detidas	Preço da ação	Valor	NAV por ação	% do NAV
Ativos consolidados							
Starz Entertainment		100%			$2,150	$17.24	15%
Atlanta Braves (MLB)		100%			550	4.41	4%
Posição verdadeira		100%			200	1.60	1%
Outros					350	2.81	2%
Total					**$3,250**	**$26.06**	**22%**
Títulos negociados em bolsa							
Sirius XM	SIRI	50%	3,248.7	$2.76	$8,966	$71.90	61%
Live Nation	LYV	26%	48.7	8.77	427	3.43	3%
Time Warner Inc.	TWX	1%	9.4	44.77	421	3.37	3%
Time Warner Cable	TWC	1%	2.4	94.97	228	1.83	2%
Viacom	VIAB	1%	5.0	51.30	256	2.06	2%
Outros					476	3.82	3%
Total					**$10,775**	**$86.40**	**73%**
Estrutura do capital							
Dívida					($540)	($4.33)	(4%)
Dinheiro em caixa e equivalentes					1,025	8.22	7%
Outros					300	2.41	2%
Total					**$785**	**$6.30**	**5%**
Valor do ativo líquido					**$14,810**		**100%**
Ações diluídas					125		
NAV por ação					**$118.76**		
Preço atual da ação					$105.56		
Prêmio/(desconto) do NAV					(11.1%)		

Valoração da compra

Os investidores também examinam a valoração dentro de um contexto de compra ou M&A. Eles avaliam o que o comprador estratégico poderia pagar pela empresa, geralmente tendo compradores específicos em mente. Eles também podem explorar o que o comprador de PE pode pagar pelo negócio. A valoração da compra (*buyout valuation*) é particularmente relevante para empresas ou setores em jogo, em que as M&A fazem parte da tese de investimento.

As principais técnicas de valoração de compra incluem a análise das transações anteriores ("antecedentes") e das LBOs. As transações anteriores derivam da valoração dos múltiplos pagos por empresas comparáveis em transações anteriores. A análise das LBOs examina o preço que uma empresa de PE poderia pagar por determinada companhia e atender aos limites de retorno exigidos. Para compradores públicos, a *análise de acreção/(diluição)* também é crítica, pois mede os efeitos proforma de uma transação no EPS.

Em tese, a modesta valoração da Delphi e a baixa alavancagem pós-IPO tornaram viável uma possível aquisição. Na prática, porém, os donos da empresa não estavam com pressa de vender, considerando a percepção de valorização das ações. Além disso, os potenciais compradores estavam menos propensos a fazer fusões e aquisições agressivas logo depois da Grande Recessão. O mais provável era um cenário de M&A em que a Delphi continuaria a atualizar o portfólio. Isso podia incluir a venda de negócios não essenciais ou aquisições que agregassem aos seus segmentos de maior qualidade.

Transações anteriores

As transações anteriores, assim como as comparações, empregam uma abordagem de valoração baseada em múltiplos. Os múltiplos utilizados, porém, são aqueles pagos por empresas similares em operações de M&A anteriores. Assim como as comparações, elas são exibidas em um formato que permite fácil comparativo e *benchmarking*.

Encontrar o grupo certo de aquisições comparáveis é a base das transações anteriores. Assim como as comparações, as melhores aquisições comparáveis envolvem empresas semelhantes ao alvo em um nível fundamental. Como regra geral, as transações mais recentes – aquelas que ocorreram nos últimos três anos ou mais – são as mais relevantes.

O Quadro 4.10 mostra as transações de fusões e aquisições de fornecedores automotivos que foram anunciadas entre 2009 e 2011. Dada a recessão global e a atividade de fusões e aquisições silenciosas, ocorreram poucas transações grandes, e apenas um negócio com empresa de capital aberto. O múltiplo de EBITDA médio pago foi de 6,5 vezes, e 6 vezes quando ajustado para as sinergias anunciadas. As sinergias se referem aos benefícios financeiros e estratégicos resultantes de uma combinação, geralmente a economia de custos e as oportunidades de crescimento do faturamento. Esses múltiplos estavam um pouco deprimidos contra antecedentes históricos, considerando o período de tempo que abrangeu a Grande Recessão.

Quadro 4.10 Página da tabela de transações anteriores *(US$ em milhões)*

(US$ em milhões)

Análise de transações anteriores							
Data anunciada	Comprador / Alvo	Tipo de transação	Contrapartida da compra	Valor da empresa	EV / EBITDA		EBITDA Margem
					Real	Com margem de sinergias	
7/28/11	GKN plc / Getrag - Axle Business	Pública / Privada	Dinheiro	$482	5.6x	-	13%
7/28/11	Sterling Group / Stackpole Ltd	LBO / Privada	Dinheiro	$285	5.7x	-	17%
4/8/11	The Gores Group / Sage Auto Interiors	LBO / Privada	Dinheiro	$140	5.0x	-	12%
12/17/10	BorgWarner / Haldex Tract on Systems	Pública / Privada	Dinheiro	$205	8.3x	-	15%
10/15/10	Carlisle Companies / Hawk Corporation	Pública / Pública	Dinheiro	$410	7.3x	6.2x	20%
12/16/09	Metalsa, S.A. de C V. / Dana - Structural Products	Private / Pública Subs.	Dinheiro	$147	6.8x	-	6%
11/2/09	Faurecia / EMCON Technologies	Pública / Privada	Ações	$408	7.0x	5.8x	2%
Média					**6.5x**	**6.0x**	**12%**
Mediana					**6.8x**	**6.0x**	**13%**

Em condições normais de mercado, os múltiplos das transações anteriores tendem a ser maiores do que os das comparações por duas razões principais. Primeiro, geralmente os compradores pagam um "prêmio de controle" ao comprar outra empresa. Esse prêmio normalmente está na faixa de 30% a 40%, embora possa ser significativamente maior. Em troca, o comprador recebe o controle sobre os negócios do alvo e sobre os fluxos de caixa futuros. Em segundo lugar, geralmente os compradores estratégicos percebem sinergias que sustentam um preço de compra mais alto.

Depois de identificar as melhores aquisições comparáveis, você se aprofunda nas circunstâncias e no contexto específicos de cada negócio. Isso permite que você interprete melhor o múltiplo pago e a relevância para a sua ação. Muitos fatores afetam os múltiplos de um determinado negócio. Entre eles estão o ambiente "macro" e do mercado de capitais no momento da transação, a dinâmica do processo de venda, as sinergias, e se o comprador era estratégico ou PE.

As motivações do comprador e do vendedor, inclusive as amigáveis contra as situações hostis, bem como a contrapartida da compra (ou seja, a combinação de dinheiro e ações pagas aos acionistas-alvo) também são relevantes. Normalmente, as transações em dinheiro pagam prêmios mais altos do que aquelas em ações. Ao receber dinheiro adiantado, os acionistas vendedores são compensados por estar ignorando a oportunidade de participar de qualquer vantagem futura da empresa combinada.

Múltiplas transações importantes

Os múltiplos EV/EBITDA estão no centro das transações anteriores com o valor da empresa baseado no preço de oferta por ação em vez do preço atual da ação. Como foi observado acima, o preço de oferta normalmente reflete um prêmio significativo em relação ao preço atual da ação. Para setores específicos, como bancos, múltiplos P/E, e P/B, podem ser mais relevantes.

Geralmente, os investidores analisam os múltiplos da transação ajustados para as sinergias esperadas. Essa abordagem adiciona sinergias ao EBITDA autônomo da meta, que serve para diminuir o múltiplo pago implícito e destacar a perspectiva do comprador (veja o Quadro 4.11).

Quadro 4.11 Cálculo do EV/EBITDA ajustado pelas sinergias

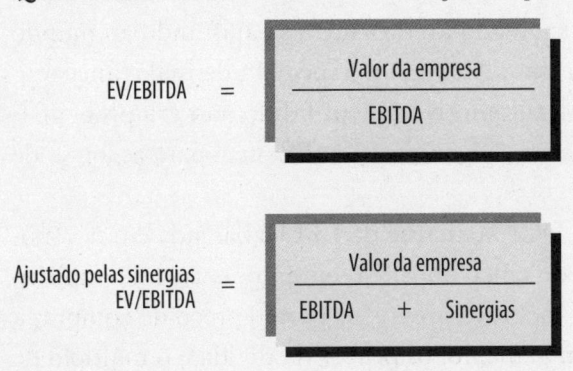

Análise de compra alavancada

A LBO é a aquisição de uma empresa usando uma quantidade considerável de dívida para financiar o preço de compra, normalmente de 60% a 70%. A parte restante é financiada com uma contribuição de capital de alguma empresa de PE.

A análise da LBO é usada pelos investidores de PE para avaliar a valoração dos alvos potenciais. Os investidores do mercado de ações precisam entender como os investidores de PE enquadram a valoração para definir se determinada empresa de capital aberto pode ser um alvo (também conhecido como candidata a "*take-private*", a se tornar "particular"). Em muitos casos, o preço implícito da LBO serve como piso ou valoração mínima de uma ação. E também é informativo para avaliar posições curtas, devido ao risco de retirada inerente para empresas com desempenho abaixo do esperado.

Na prática, nem todas as empresas de capital aberto são candidatas viáveis a se tornar particulares. Qualquer combinação de tamanho, preço, perfil de negócios, capacidade de suportar alta alavancagem e capacidade de ação serve como impedimento em potencial. A viabilidade de LBO da Delphi era mista. Embora sua valoração defasada fosse atraente para os pretendentes, seu tamanho, o passado conturbado e a ciclicidade eram dissuasivos. Além disso, em 2011 o mercado ainda estava se ajustando ao mundo pós-Grande Recessão. Assim, a perspectiva de realavancagem de um fornecedor automotivo recém-falido não era preocupação importante para os investidores de PE, nem para as fontes de financiamento.

Assim como o DCF, a análise da LBO é baseada em um modelo de projeção de cinco anos. No entanto, existem complexidades adicionais, inclusive premissas para o preço de compra, a estrutura do financiamento, os prazos da dívida e o múltiplo de saída.

A alavancagem da LBO normalmente varia de 4,5 a 6,5 vezes a dívida/EBITDA, dependendo da qualidade do crédito, do setor, do tamanho e das condições de mercado. A estrutura e o custo da dívida também dependem desses fatores. Por exemplo, um negócio cíclico mais especulativo teria menor alavancagem e um custo da dívida combinado mais alto do que um negócio baseado em assinatura, mais estabelecido. O componente da dívida recebe suporte de uma contribuição mínima de capital, normalmente de pelo menos 25% do preço de compra.

O múltiplo de saída para a análise da LBO se baseia em como as comparações são negociadas no meio do ciclo, ou em uma base normalizada.[5] Uma vez que as premissas fundamentais da LBO estejam em vigor, você pode resolver um preço de compra que

---

5 Por conservadorismo, geralmente o múltiplo de saída é assumido como sendo igual ou inferior ao múltiplo de entrada.

satisfaça os retornos do PE. Normalmente, as empresas de PE visam retornos anualizados (taxa interna de retorno, ou IRR) em metade de duas dezenas e acima, ou um retorno de duas vezes *cash-on-cash* (COC, ou "dinheiro em espécie"), depois da saída dentro de cinco anos. A saída ocorre por venda ou IPO.

Como as LBOs geram retornos?

As LBOs geram retornos por meio da combinação do reembolso de dívidas e o crescimento do valor da empresa. Com relação ao primeiro, assumindo um múltiplo EV/EBITDA constante, uma redução de US$ 1 na dívida aumenta o valor patrimonial em US$ 1. Para o último, o crescimento do valor da empresa pode ser em função de EBITDA maior ou expansão múltipla. No Quadro 4.12, ilustramos como isso funciona, inclusive com os cálculos de IRR e CoC. Vamos supor o seguinte:

I. A empresa de PE compra uma companhia por US$ 1 bilhão, ou dez vezes de US$ 100 milhões de EBITDA.

II. A aquisição é financiada com 65% de dívida (US$ 650 milhões) e 35% de patrimônio (US$ 350 milhões) ou alavancagem de 6,5 vezes.

III. A empresa produz US$ 50 milhões de FCF anual por cinco anos (US$ 250 milhões cumulativos), montante que é usado para pagar dívidas.

IV. A empresa é vendida por US$ 1,5 bilhão no final do Ano 5 (assumindo um múltiplo de saída constante de dez vezes no EBITDA do Ano 5 de US$ 150 milhões).

164   **Quadro 4.12** Como as LBOs geram retornos *(US$ em milhões)*

(US$ em milhões)

	Ano 0	Ano 1	Ano 2	Ano 3	Ano 4	Ano 5
Contribuição patrimonial inicial e cálculo do valor patrimonial na saída						
Contribuição patrimonial	($350)					
Total da dívida, saldo inicial		$650	$600	$550	$500	$450
Fluxo de caixa livre		(50)	(50)	(50)	(50)	(50)
Total da dívida, saldo final	$650	$600	$550	$500	$450	$400
Preço de venda						$1,500
Menos: saldo final da dívida						(400)
Valor do capital na saída						$1,100

$=$ Saldo inicial da dívida no ano 1 − FCF no ano 1

$=$ $650 milhões − $50 milhões = $600 milhões

Cronograma e cálculo da IRR

	Ano 0	Ano 1	Ano 2	Ano 3	Ano 4	Ano 5
Investimento inicial de capital	($350)					
Dividendos / (Investimento)		-	-	-	-	-
Valor do capital na saída		-	-	-	-	$1,100
Total de entradas/(saídas) de caixa	($350)	-	-	-	-	$1,100

$=$ IRR (investimento inicial de capital; valor do capital na saída)

$=$ IRR (−US$ 350 milhões: US$ 1,1 bilhão)

Taxa interna de retorno (IRR)	25,7%	
Retorno de dinheiro em espécie (CoC)	3,1x	

$=$ entradas/saídas de caixa

$=$ US$ 1,1 bilhão/US$ 350 milhões

A fórmula mágica para investir como um profissional

Depois de cinco anos, os US$ 650 milhões da dívida inicial encolheram para US$ 400 milhões, já que US$ 50 milhões do FCF por ano foram para pagar a dívida. Considerando o preço de venda, de US$ 1,5 bilhão, e US$ 400 milhões da dívida restante, a empresa de PE recebe US$ 1,1 bilhão em dinheiro na saída. Com base na contribuição do capital inicial de US$ 350 milhões, a IRR é de 25,7% (usando a função da IRR do MS Excel), e o retorno de CoC é de 3,1 vezes.

Acreção/(Diluição)

A análise de acreção/(diluição) é fundamental para examinar oportunidades de ações relacionadas a fusões e aquisições. Ela mede os efeitos proforma de uma transação no EPS do comprador usando uma determinada estrutura de financiamento. Se o PF EPS for maior do que o EPS pré-negociação do comprador, a transação é considerada *acretiva*. Por outro lado, se o PF EPS for menor, a transação é *diluidora*.

Sim, o preço principal pago pelo alvo é importante, assim como o múltiplo. Mas a primeira pergunta dos investidores tende a ser se o negócio é acretivo e quanto. As transações diluídas reduzem o EPS ou o FCF/S, diminuindo assim o valor para o acionista (assumindo um múltiplo constante). Consequentemente, os compradores evitam transações diluídas.

Então, como funciona a matemática? Uma regra prática para cem por cento das transações de ações é que, quando um comprador compra um alvo com P/E mais baixo, a aquisição é acretiva. Isso é intuitivo. Quando a empresa paga um múltiplo menor pelos lucros da meta do que o múltiplo pelo qual os seus próprios lucros são negociados, matematicamente a operação tem que ser acretiva.

Por outro lado, as transações de todas as ações em que um comprador compra uma meta de P/E mais alta são de fato dilutivas. Sinergias de grande porte, porém, podem servir para compensar essa convenção. Além disso, se a transação for amplamente financiada por dívida, a contribuição do lucro líquido da meta geralmente supera a despesa de juros incremental associada, resultando em acreção. Os investidores procuram compradores para maximizar a acreção, mostrando disciplina no preço de compra, obtendo o financiamento ideal e identificando sinergias alcançáveis significativas. O Quadro 4.13 exibe uma representação gráfica de um cálculo ilustrativo de acreção/(diluição), com uma comparação de 100% em dinheiro (financiado por dívida); 50% em dinheiro, 50% em ações; e financiamento das ações em 100%.

Quadro 4.13 Análise de acreção/(Diluição)

(US$ em milhões, exceto dados por ação)

Análise de acreção/(diluição)

Premissas do alvo

Preço de oferta por ação	$25.00
Preço atual da ação	$18.50
% prêmio	35%
Ações diluídas	200
Compra de ações da TargetCo (empresa-alvo)	**$5,000**
EBIT da TargetCo	$350
Sinergias	$50

Premissas do comprador

Ação da BuyerCo (empresa compradora)	$50.00
Custo da dívida da BuyerCo	6.0%
Taxa de imposto da BuyerCo	25%

	100% em dinheiro	50% em dinheiro/ 50% em ações	100% em ações
Dinheiro	$5,000	$2,500	-
Ações	-	$2,500	$5,000
EBIT da BuyerCo	$1,000	$1,000	$1,000
EBIT da TargetCo	350	350	350
Sinergias	50	50	50
EBIT PF	**$1,400**	**$1,400**	**$1,400**
Desp. de juros pré-negociação	(150)	(150)	(150)
Desp. De juros incrementais	(300)	(150)	-
Lucro antes dos impostos	**$950**	**$1,100**	**$1,250**
Imposto de renda @ 25%	(238)	(275)	(313)
Lucro líquido PF	**$713**	**$825**	**$938**
Lucro líquido pré-negociação	**$527**	**$527**	**$527**
Ações diluídas pré-negociação	100	100	100
Novas ações líquidas emitidas	-	50	100
Ações dilutivas PF	**100**	**150**	**200**
EPS dilutivo PF	$7.13	$5.50	$4.69
EPS dilutivo pré-negociação	5.27	5.27	5.27
Acreção/(diluição)	**$1.86**	**$0.23**	**$0.58)**
Acreção/(diluição) – %	**35%**	**4%**	**(11%)**
Acretivo/dilutivo Acretivo Dilutivo	*Accretive*	*Accretive*	*Dilutive*

Catalisadores

Os catalisadores são eventos com potencial para a criação de valor ao acionista por meio de maior poder de lucro, expansão múltipla (a chamada "reclassificação"), ou ambos. O investidor experiente procura antecipar os catalisadores e a reação esperada do mercado. Isso significa iniciar uma posição antes que algum catalisador seja anunciado ou refletido no preço da ação.

Quando um catalisador ocorre, você deve diferenciar entre um pico único no preço da ação, contra uma revaloração mais fundamental e uma rampa de lucros de longo prazo. O pico único pode ser devido a um aumento insustentável nos lucros de curto prazo (por exemplo, deslocamento do concorrente ou clima). Esses picos provavelmente serão transitórios, sujeitos a reversão nos meses seguintes. A revaloração fundamental teria como premissa uma base mais forte: fusões e aquisições estratégicas, realinhamento de portfólio, grande redução de custos, alocação de capital favorável aos acionistas ou um novo produto de grande sucesso.

A seguir, nós discutiremos os catalisadores no contexto da antecipação dos eventos que prometem liberar valor (veja o Quadro 4.14). Iss, em contraste com o Capítulo 1, em que nós selecionamos os eventos corporativos *depois* que eles foram anunciados publicamente.

Quadro 4.14 Catalisadores

- Lucros
- Dia do investidor
- Fusões e aquisições
- Cisões e alienações
- Reestruturações e recuperações
- Recompras e dividendos
- Refinanciamentos
- Mudanças de gestão
- Ativismo dos acionistas
- Novos produtos e clientes
- Regulação

A tese de investimento da Delphi envolvia vários catalisadores em potencial, a saber: lucros, retornos de capital, redução de portfólio, aquisições e uma mancha de falência se apagando. A promessa de produtos de última geração também estava no horizonte. Os investidores astutos poderiam ter ganhado confiança em torno da arquitetura implantada pelos principais acionistas durante o processo de falência e pelo fato de que o conselho ativo, altamente capacitado, usava as alavancas certas para a criação de valor. Alguns catalisadores se concretizaram, outros não, e alguns foram surpresas bem-vindas.

Lucros

Com o anúncio dos lucros, o preço das ações de uma empresa pode subir ou descer significativamente. Por quê? O mercado não antecipa os resultados dos lucros dentro de uma faixa um tanto restrita? Na maioria dos casos, a empresa basicamente continua sendo a mesma logo depois de anunciar os lucros, tanto como antes. Então, o que justifica essas grandes oscilações potenciais?

A resposta é simples: as organizações evoluem continuamente, e se esforçam pelo sucesso no ambiente competitivo. No mínimo, elas são encarregadas de entregar a estratégia existente. Os lucros são a confirmação (ou o repúdio) dessa estratégia. Em certo sentido, os lucros são o boletim trimestral da empresa. Quando ela apenas atende às expectativas, produz uma reação silenciosa nos investidores. Quando apresenta desempenho superior sólido, deve ser recompensada. O fracasso na entrega é recebido com forte repreensão, especialmente se ficar parecendo que existem problemas estruturais de longo prazo.

Basta dizer que a superação dos lucros é central em qualquer tese. A execução sólida e o crescimento sustentado dos lucros são tudo o que uma ação precisa para se tornar uma grande vencedora ao longo do tempo. Uma base de compostos de lucros geralmente serve como a espinha dorsal do portfólio tradicional de um investidor de capital.

Como selecionador de ações, você deve ser capaz de comparar os lucros trimestrais com os períodos do ano anterior e as estimativas consensuais dos analistas. No quinto passo, forneceremos modelos analíticos para facilitar essa tarefa crítica.

A divulgação dos resultados da Delphi referentes ao quarto trimestre de 2011, Q4'11, em 26 de janeiro de 2012, foi crítica. Era o primeiro relatório de lucros pós-IPO da empresa, e a primeira vez que fornecia orientação. No quarto trimestre, as vendas foram de US$ 3,9 bilhões (+ 6,8% a/a),[6] aproximadamente em linha com as estimativas da Street. No entanto, o EBITDA do quarto trimestre de 2011, Q4'11, de US$ 530 milhões (+ 55% a/a), e o EPS de US$ 0,88 (+ 287% a/a) foram grandes sucessos, demonstrando a forte execução da gestão e o fluxo de redução de custos.

No ano inteiro de 2011, a Delphi registrou vendas de US$ 16 bilhões, EBITDA de US$ 2,1 bilhões e EPS de US$ 3,49. Foram melhorias de grande porte em relação a 2010, e bem acima das expectativas do mercado. As ações responderam favoravelmente, fechando em alta de 4,7% no dia.

As empresas também usam os anúncios de lucros para dar ou atualizar orientações (quando fornecidas). As atualizações podem assumir a forma de confirmação da orientação existente ou de revisões, tanto para cima como para baixo. Em alguns casos, as organizações fornecem metas de vendas ou lucros de longo prazo, por exemplo, um objetivo de vendas de US$ 10 bilhões em cinco anos e margens EBITDA de 15%+. *Normalmente, a orientação é mais importante do que o lucro real, dada a natureza prospectiva dos mercados de ações.* Novas orientações ou revisões são catalisadores importantes. Mesmo uma mudança relativamente pequena pode produzir uma grande oscilação no preço das ações.

Além da orientação, os anúncios de lucros oferecem à gestão a oportunidade de alardear grandes eventos corporativos,

---

6 a/a = ano a ano.

novos desenvolvimentos de negócios e mudanças na estratégia, que podem servir como catalisadores. Essas novas informações são rapidamente processadas pelo mercado, que faz uma avaliação inicial: o preço das ações dispara, cai ou permanece praticamente inalterado. Essas novas iniciativas são, então, rastreadas ao longo do tempo pelos investidores com a empresa responsável por entregá-las.

Dia do investidor

De tempos em tempos, as empresas realizam o "dia do investidor" para contar histórias detalhadas diretamente aos acionistas atuais e prospectivos. Normalmente, são grandes eventos públicos que duram várias horas e podem incluir demonstrações de produtos e visitas às instalações (quando realizadas no local). São eventos liderados pela equipe de gestão sênior, quase sempre incluindo diretores de divisão e executivos de desenvolvimento de negócios. No final, os participantes terão recebido uma visão abrangente do negócio e sua direção estratégica. O "dia do investidor" bem-sucedido pode ajudar a reformular a narrativa da empresa (se necessário) e elevar o preço das ações.

A Delphi realizou seu primeiro "dia do investidor" em abril de 2012, apenas cinco meses depois da IPO. Dali em diante, a empresa optou pela realização anual, para fornecer atualizações estratégicas, discutir planos de alocação de capital, anunciar aquisições/novos empreendimentos comerciais e entregar orientação, conforme apropriado. Em 2013, a gestão estabeleceu um plano para levar as margens EBITDA de menos de 14% para 16% até 2016. Também apresentou um plano de implantação de capital de longo prazo, destinando recursos de 45% até 55% do fluxo de caixa operacional para recompras/aquisições, de 10% até 15% para dividendos e de 35% até 40% para capex. As ações responderam favoravelmente, subindo 9,4% nos dois dias seguintes.

Em abril de 2016, o "dia do investidor" da Delphi também foi digno de nota, estabelecendo metas de crescimento acelerado da receita líquida e margens EBITDA de 18,5% até 2020. A gestão também discutiu a estratégia de realinhamento do portfólio da empresa e anunciou a autorização de uma recompra adicional de US$ 1,5 bilhão. Assim como no evento de 2013, as ações da Delphi reagiram positivamente, subindo 6,7% nos dias seguintes.

Fusões e aquisições (M&A)

Como discutimos no primeiro passo, vários cenários de M&A podem servir como catalisadores significativos. Os investidores e os ativistas orientados por eventos buscam ações para as quais possam prever atividades de fusões e aquisições gerando retornos. Isso requer uma pesquisa aprofundada em algum setor industrial específico, a fim de identificar combinações naturais, prováveis compradores e candidaturas a aquisições. Preste atenção especial aos subsetores em que alguma aquisição recente foi feita com prêmio substancial. Muitas vezes, isso serve de catalisador para reagrupar os pares.

Em maio de 2012, apenas seis meses depois da abertura de capital, a Delphi anunciou a aquisição da divisão de veículos motorizados (MVL) da FCI, por cerca de US$ 975 milhões, representando 7 vezes o EBITDA, mas apenas 4,5 vezes em base ajustada por sinergias. A execução bem-sucedida das fusões e aquisições da Delphi foi auxiliada em grande parte por Kevin Clark, no cargo de CFO. Clark tinha uma vasta experiência em fusões e aquisições em seu mandato na altamente aquisitiva Fisher Scientific, e esse conjunto de habilidades comprovadas foi fundamental para a decisão do conselho de recrutá-lo para ingressar na Delphi em 2010.

A MVL reforçou a já forte posição da Delphi no mercado de conectores, de alto crescimento e alta margem, diversificando a base de clientes e expandindo a área de cobertura na Ásia. Financeiramente, a transação acelerou o crescimento das vendas, melhorou as margens gerais e foi 5% mais acretiva para o EPS, inclusive sinergias.

O preço das ações da Delphi subiu 2,7% no dia seguinte ao anúncio da transação e mais 5% no dia de negociação seguinte, quando o mercado absorveu os méritos do negócio. Até o final de 2012, a ação tinha aumentado quase 38% desde a data do anúncio. Claramente, os investidores ficaram satisfeitos.

Três anos depois, em julho de 2015, a Delphi estaria de volta com a aquisição do grupo HellermannTyton, provedor britânico de soluções de gestão de cabos (LSE:HTY). O preço de compra, de US$ 1,85 bilhão, representou 12,3 vezes o EBITDA dos doze meses seguintes (9,1 vezes ajustado pelas sinergias) e um prêmio de quase 45% no fechamento do dia anterior da HTY. O alto múltiplo pago refletiu o imperativo estratégico por trás do negócio. A HTY reforçou a já forte posição da Delphi em arquitetura elétrica, seu maior segmento. Embora a reação inicial ao preço das ações tenha sido silenciada, o mercado acabou se recuperando. No final de 2015, as ações da Delphi subiram 11% desde o anúncio do negócio.

Junto com o acordo da HellermannTyton, em 2015 a Delphi divulgou várias aquisições/investimentos adicionais com o objetivo de atualizar a tecnologia em seu portfólio de produtos. Investiu na empresa de sensores LiDAr, um negócio de software focado em direção autônoma e em uma empresa de tecnologia focada na eficiência do combustível. A Delphi estava se posicionando na vanguarda da direção autônoma, em segurança ativa, em *infotainment* e em experiência do usuário.

Cisões e alienações

De um modo geral, os investidores visam empresas com negócios ou divisões que acreditam não estar sendo devidamente valorizadas pelo mercado. A premissa básica é que o valor da SOTP dos dois (ou mais) negócios separados seja maior do que o todo. Em tese, a separação deve permitir que o mercado atribua uma valoração mais limpa tanto para a empresa-mãe (ParentCo) quanto para a expansão, ou para a empresa alienada (DivestCo).

Idealmente, você deve identificar empresas como potenciais candidaturas a cisões ou alienações logo no início. Isso permite que você participe da alta depois do anúncio, quando as ações tendem a disparar. Muitos investidores (inclusive ativistas) visam especificamente essas situações.

Parte da tese do investimento original da Delphi identificava a otimização do portfólio como um potencial catalisador, inclusive a alienação de segmentos de negócios não essenciais. Nesse sentido, em fevereiro de 2015, a empresa anunciou a venda de seu segmento de sistemas térmicos (Thermal Systems) para o fornecedor automotivo alemão Mahle, por US$ 727 milhões, ou 9,5 vezes o EBITDA. A Thermal tinha perfil de crescimento e margem inferiores ao da Delphi como um todo. Também não se encaixava no foco crescente da empresa, em áreas de crescimento sazonal. Nas semanas que antecederam o anúncio, as ações da Delphi subiram 9%, já que o negócio foi amplamente antecipado.

Dois anos depois, a Delphi executou outra transação, dessa vez mais transformadora. Em maio de 2017, anunciou a cisão livre de impostos de seu segmento de sistemas de propulsão (Powertrain Systems), que foi renomeado para Delphi Technologies e manteve o registro DLPH. A empresa-mãe foi renomeada como Aptiv (APTV, conotando: conhecimento, adaptabilidade e motivação) e manteve os segmentos de arquitetura elétrica/eletrônica e de eletrônica e segurança, de maior crescimento e múltiplos mais altos. Como tal, a Aptiv se tornou um jogo puro com foco em tecnologia, para investidores concentrados em eletrificação e veículos conectados/autônomos. Enquanto isso, a Delphi Technologies teria uma nova equipe de gestão, além de um plano de capital com o objetivo de reacelerar o crescimento da receita e continuar a evoluir na cadeia de valor.

Depois do anúncio da cisão, as ações dispararam 11% e avançaram 29% até o final do ano. Muitos analistas de pesquisa do lado da venda vinham avaliando o legado Delphi com base na SOTP há algum tempo, devido ao crescimento díspar e ao perfil da margem de seus segmentos. A análise deles sugeria que as partes da Delphi valiam mais de US$ 100 por ação, cerca de 50% acima do preço das ações pré-anúncio. Com certeza, as ações ultrapassaram US$ 100 antes do fechamento da rodada no final de 2017.

Reestruturações e recuperações

Situações de recuperação envolvem encontrar empresas problemáticas com um caminho viável para a redenção como catalisador. Considerando os riscos, a convicção na estratégia de revitalização precisa ser forte.

A Delphi representou uma recuperação clássica. A estrutura de custos inchada, a pesada carga de dívida e os passivos legados levaram a empresa à falência. Isso, por sua vez, causou um subinvestimento nos ativos da empresa e começou a afetar o desempenho financeiro.

Sob a proteção contra falência do Capítulo 11, o conselho e os principais acionistas da Delphi trabalharam com o CEO Rod O'Neal na elaboração de uma estratégia para reinventar a empresa. Isso envolveu a redução do portfólio, a remoção dos contratos onerosos do UAW, a mudança da fabricação para BCCs e um novo foco em oportunidades de crescimento sazonais.

Uma vez que a Delphi ressurgiu em 2009, a recuperação não parou por aí. Como foi observado antes, o conselho e a gestão ajudaram a implantar o processo de melhoria contínua e de cultura enxuta que permeou toda a organização. Esse foco implacável em melhorias e eficiências operacionais tornou-se arraigado na cultura. No final de 2014, último ano completo de O'Neal como CEO, as margens EBITDA estavam acima de 15%, uma melhoria de 200 pontos de base desde a IPO. Sob Kevin Clark, o novo CEO, as margens EBITDA expandiram mais 200 pontos de base, atingindo quase 17% no final do ano de 2017.

Recompras e dividendos

Como discutimos, as empresas com políticas de recompra ou dividendos de longa data podem ser investimentos atraentes. A continuação de uma estratégia existente de alocação de capital favorável aos acionistas, porém, não constitui um catalisador por si só. Um verdadeiro catalisador depende da antecipação de um novo programa dinâmico de recompra de ações ou de uma política de dividendos. A mudança significativa na alocação de capital pode servir como divisor de águas, elevando o preço das ações. Grandes programas são particularmente interessantes, por exemplo, recompras anuais representando pelo menos 5% do *float* ("flutuador").

Geralmente, os investidores ativistas concentram o foco nos retornos de capital como alavanca de criação de valor. O alvo típico tem uma grande posição de caixa e nenhuma urgência aparente para aplicar esse capital. Ao acumular uma posição significativa de ações (geralmente 5% ou mais), o ativista pressiona a gestão a recomprar ações ou iniciar um grande dividendo regular ou único.

Na Delphi, as recompras surgiram como catalisador potencial devido ao forte perfil FCF, ao conselho ativo e aos principais acionistas. Em janeiro de 2012, apenas dois meses depois de abrir o capital, a empresa anunciou um programa de recompra de ações de US$ 300 milhões, junto com a divulgação dos resultados do quarto trimestre de 2011, Q4'11. Isso foi rapidamente seguido por nova autorização de US$ 750 milhões em setembro de 2012, quando o valor de mercado era de aproximadamente US$ 10 bilhões. As ações dispararam 3,5% com a notícia.

Então, no "dia do investidor", em fevereiro de 2013, a Delphi anunciou o início de um dividendo trimestral regular. Nas palavras de O'Neal:

O nosso forte balanço patrimonial e a significativa geração de fluxo de caixa nos permitem hoje tomar essa ação positiva para os acionistas. O início do dividendo em dinheiro, junto com o nosso programa de recompra de ações autorizado existente, continua a refletir a nossa confiança no negócio, e o compromisso de aumentarmos o valor para o acionista.

O preço das ações da Delphi subiu 9,4% nos dois dias seguintes.

Refinanciamentos

O refinanciamento pode servir como catalisador para a revaloração. Um cenário comum envolve empresa viável que enfrenta problemas devido à expansão agressiva financiada por dívida, oscilação cíclica profunda ou estrutura de capital pós-LBO superalavancada. A sustentação do balanço patrimonial serve como catalisador para reerguer a empresa. Então, a ação de alto risco pode se tornar uma grande vencedora.

Os refinanciamentos de "limpeza" assumem muitas formas. Talvez a mais simples envolva a obtenção de uma linha de crédito nova ou ampliada que forneça liquidez. Ou uma transação para substituir a dívida de alto custo por uma de baixo custo, aumentando assim os lucros e o FCF. Da mesma forma, a empresa pode estender os vencimentos negociando com os credores atuais ou refinanciando dívidas existentes com novos títulos de prazo mais longo. Em casos mais extremos, a troca da dívida por capital pode aliviar a carga desta, proporcionando aos credores uma parcela do lado positivo.

Depois de sair da falência, a Delphi tinha um balanço limpo, com bastante liquidez. A despesa anual de juros foi reduzida de US$ 750 milhões em 2007 para US$ 125 milhões na IPO. No final de 2011, os títulos da Delphi rendiam 6%, demonstrando confiança renovada na empresa por parte dos mercados de dívida.

Mudanças de gestão

Alguns investidores procuram situações em que um novo executivo de alto escalão possa servir como agente de mudança. A empresa talvez seja mal administrada, mal orientada ou simplesmente precise de sangue novo. O claro desempenho abaixo do esperado contra os pares é um sinal revelador típico.

Apenas mirar empresas em que um novo executivo poderia servir como catalisador é insuficiente. A mudança também deve ser acionável. Talvez o atual CEO esteja à beira da aposentadoria. Ou o conselho tenha sinalizado estar pronto para fazer a mudança. O ativista, evidentemente, pode tornar o novo CEO ou CFO o centro de sua agenda.

A contratação externa tem maior probabilidade de trazer um agente de mudança transformacional. Isso é particularmente verdadeiro para situações de reestruturação e recuperação, que exigem um conjunto de habilidades especializadas. Muitas vezes, o agente de mudança vem de dentro da indústria e tem um histórico espetacular. Talvez o mais interessante seja quando a mudança de gestão é conduzida pelo conselho ou por ativistas, com agenda clara para liberar valor nas ações.

Já discutimos o mandato de CEO de Rod O'Neal na Delphi a partir de 2007. Vários anos depois, em setembro de 2014, os investidores tiveram a oportunidade de reavaliar a Delphi com a passagem do bastão para Kevin Clark. Como foi observado antes, o conselho recrutou Clark em 2010 devido ao seu potencial de "teto elevado". Então, quando chegou a hora de O'Neal se aposentar, tanto o conselho quanto os investidores confiaram em Clark como um sucessor digno. Esperava-se que Clark continuasse o foco em crescimento, excelência operacional e otimização do portfólio.

Como uma nota de pesquisa resumiu: "Com a troca da guarda
– a lenda passando o microfone para a humilde estrela do rock...
–, estamos muito confiantes na equipe de gestão da Delphi, liderada por Kevin Clark, cuja visão e abordagem disciplinada para
a alocação do capital foram fundamentais na criação da Delphi
de hoje em dia". Nesse caso, manter o curso seria uma coisa boa.

Ativismo dos acionistas

Os investidores ativistas não compram nenhuma ação na expec-
tativa de algum catalisador, nem esperam pacientemente. Eles
assumem o papel "ativo" na realização do catalisador. Isso é feito
pela compra de uma participação considerável na empresa e com
a pressão por mudanças. Investidores ativistas proeminentes incluem: Carl Icahn, das empresas Icahn; Nelson Peltz, da Trian
Partners; Barry Rosenstein, da Jana Partners; Paul Singer, da
Elliott Management; e Jeff Smith, da Starboard Value.

Embora a Delphi não tivesse um ativista propriamente dito,
sua base de investidores na IPO incluía fundos com histórico comprovado de recuperação e abordagens ativas de investimento. Em
conjunto, Silver Point, Elliott, Paulson e Oaktree possuíam 45%
das ações. Como grandes credoras na falência da Delphi, a Silver
Point e a Elliott ganharam o direito de propriedade das ações da
Delphi, através da conversão de suas dívidas em capital. O conhecimento íntimo de longa data que a Silver Point e a Elliott tinham
da empresa e dos principais controles de governança permitiu
que elas desempenhassem um papel de liderança na formação da
Nova Delphi.

A Silver Point e a Elliott atuaram diretamente ao trabalhar
com a gestão no desenvolvimento e na execução do novo plano
estratégico. À frente da governança, elas montaram um conselho
de categoria mundial em 2009, com experiências que abrangiam
o setor automotivo, tecnologia, operações, mercado de capitais e
reestruturação corporativa. O novo conselho recebeu mandato

em estilo de *private equity*, visando impulsionar ativamente o valor para o acionista. Isso significou intenso envolvimento do conselho (superando em muito os padrões típicos dos conselhos das empresas de capital aberto), com participação substancial dos novos diretores no capital pré-IPO. Os pacotes de ações alinharam fortemente os incentivos dos diretores com as metas de criação de valor para os acionistas.

A Silver Point e a Elliott também recrutaram especialistas operacionais, que auxiliaram a gestão em questões cruciais da transição, em melhorias de custos e na racionalização das unidades com baixo desempenho. Em um movimento crítico, o novo conselho trouxe Kevin Clark – cuja formação incluía tanto experiência em *private equity* quanto em empresas de capital aberto – como CFO. Como observamos antes, Clark acabou se tornando o sucessor de Rod O'Neal.

Os principais acionistas e o conselho lideraram a estratégia da Delphi em relação à estrutura, alocação e monetização do capital. Em abril de 2011, eles orquestraram a recompra de US$ 4,3 bilhões das ações da General Motors na Delphi. Apenas alguns meses depois, eles aproveitaram a crise de crédito europeia no verão/ outono de 2011 e fizeram a recompra de mais US$ 180 milhões em ações. Essas ações refletiam uma cultura fixada na criação de valor patrimonial e no posicionamento da empresa para uma IPO bem-sucedida. Dali em diante, os membros da equipe da Delphi se tornaram seus próprios ativistas, no melhor sentido da palavra: gestores incansáveis e com visão de futuro do capital dos acionistas.

Do ponto de vista técnico, a eventual venda das ações dos principais acionistas foi mais um catalisador. Embora a Silver Point e a Elliott não tivessem vendido suas ações na IPO – um sinal particularmente otimista a respeito da visão da oportunidade de investimento de longo prazo dessas empresas –, com o tempo, suas ações passariam para as mãos de acionistas institucionais de longo prazo. Como regra geral, uma base de acionistas mais permanente ajuda a remover a provisão de fundos (*overhang*) e a reavaliar a ação para cima. A compra em empresas de alta qualidade, quando os proprietários concentrados saem, provou ser frutífera ao longo do tempo.

Novos produtos e clientes

A introdução bem-sucedida de novos produtos importantes pode se traduzir em novas vendas e lucros significativos. Uma verdadeira mudança de jogo ultrapassa a concorrência sem canibalizar as vendas dos produtos existentes. Depois do anúncio, o preço da ação normalmente aumenta em antecipação a um novo período de crescimento.

Conquistar uma quantidade expressiva de clientes é semelhante às introduções de novos produtos. Um novo contrato relevante representa vendas e lucros adicionais não refletidos atualmente nas estimativas consensuais.

Na Delphi, as introduções de novos produtos relacionados ao conceito de "segura, verde e conectada" foram fundamentais em sua estratégia. Em 2014, a Delphi voltou sua atenção para veículos autônomos e com direção automática, apresentando as mais recentes capacidades de seus produtos no Consumer Electronics Show (CES) anual em Las Vegas, entre os quais um radar de 360 graus e uma plataforma de frenagem automática de colisão iminente. Então, em 2015, a Delphi se tornou a primeira empresa a lançar um teste de direção automatizada de costa a costa.

O foco da Delphi em novos produtos de alta tecnologia, maior crescimento e maior margem não foi perdido pelos investidores. As expectativas de maior rentabilidade ajudaram a impulsionar o múltiplo da P/E da Delphi em 2017 para quase o triplo da IPO de 2011. Antes, esse era um nível reservado para empresas industriais de primeira linha, e não fornecedores automotivos ultrapassados.

Regulação

Mudanças significativas no ambiente regulatório criam tanto oportunidades como riscos. Por exemplo, o anúncio de um novo projeto de transporte ou infraestrutura serve de catalisador para empresas de agregados, cimento e concreto armado pronto. Da mesma forma, os novos padrões de emissão dos automóveis oferecem uma oportunidade para os fornecedores gerarem maior conteúdo de margem por veículo.

No lado do risco, esteja atento a setores particularmente sensíveis, como energia, serviços financeiros, saúde e mídia & telecomunicações. Em energia, as empresas de carvão foram dizimadas pelos regulamentos da EPA com relação aos gases de efeito estufa. Ao mesmo tempo, esse fato criou uma oportunidade para a energia limpa preencher o vazio.

As considerações regulatórias antitruste são relevantes em todos os setores. O Departamento de Justiça (DOJ) deve aprovar todas as combinações de negócios acima de US$ 90 milhões.[7] Portanto, qualquer tese de investimento ou qualquer catalisador relacionado à atividade de M&A precisa pesar as chances de receber aprovação regulatória. A aquisição fracassada da Comcast/Time Warner Cable (TWC) em 2015 é um lembrete notável.

Questões regulatórias de um tipo diferente frustraram a tentativa da Broadcom (Avgo) de adquirir por US$ 117 bilhões a Qualcomm (QCOM) em 2018, ou seja, por uma questão de segurança nacional. Esse acordo foi bloqueado com base em recomendação do Comitê Sobre Investimentos Estrangeiros nos Estados Unidos (CFIUS).

Como foi observado antes, as considerações regulatórias foram um dos principais indicadores do crescimento da Delphi. Nas principais geografias da empresa, a implementação de padrões de

---

7 A partir de 20 de fevereiro de 2019, sujeito a revisões anuais.

emissões e segurança cada vez mais rígidos foram catalisadores. Cada novo padrão era uma oportunidade para a Delphi apresentar produtos e aumentar seu conteúdo por veículo. Isso também aumentou o fator de aderência da empresa com clientes novos e existentes.

Como os catalisadores impulsionaram o preço das ações da Delphi

Ao todo, catalisadores significativos forneceram orientações claras para a ascensão da Delphi, gerando um aumento de quase cinco vezes desde a IPO de 2011 até a recuperação de 2017 (veja o Quadro 4.15). Eles abrangeram uma combinação de lucros, fusões e aquisições, recompras e dividendos, bem como dias do investidor bem recebidos e forte orientação de longo prazo. A transição bem-sucedida do CEO e uma transação de cisão (*spin-off*) também apoiaram a incrível trajetória da Delphi.

Quadro 4.15 Histórico anotado de preços e volumes de ações da DLPH

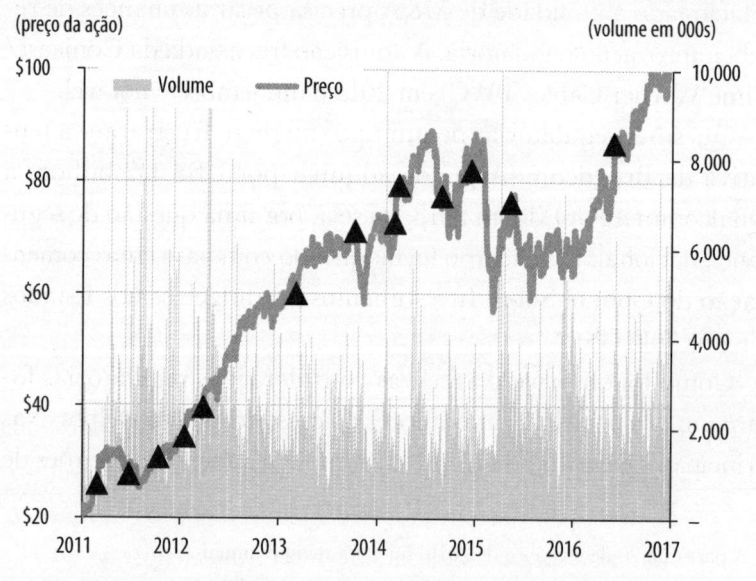

Quadro 4.15 *continuação*

▲ Date	Reaction	Event
1/26/12	+4.6%	Lucros registrados no quarto trimestre de 2011, Q4'11, e diretrizes divulgadas para 2012, ambos superando as estimativas
5/24/12	+7.6% (2 dias)	Anunciada aquisição acretiva da divisão de veículos motorizados (MVL) da FCI
9/13/12	+3.5%	Autorizado programa de recompra de ações de US$ 700 milhões
12/18/12	+10.3% (6 dias)	Ingressou no S&P 500, compra pré e pós-adição
2/26/13	+9.4% (2 dias)	No "dia do investidor", iniciou o dividendo trimestral (rendimento de 1,8%) e estabeleceu o plano de alocação de capital de longo prazo
2/4/14	+8.1% (7 dias)	Lucros registrados no 4º trimestre de 2013, Q4'13 (superando as estimativas), confirmando a orientação para o ano de 2014, FY'14
9/9/14	-0.3%	Anúncio da aposentadoria do CEO Rod O'Neal em março de 2015 e sucessão pelo CFO Kevin Clark
2/4/15	+7.9% (4 dias)	Lucros registrados no 4º trimestre de 2014, Q4'14 (superando as estimativas), forte recompra e orientação elevada para o ano de 2015
2/19/15	-0.3%	Anúncio da venda do segmento de sistemas térmicos para a Mahle Behr GmbH & Co.
7/30/15	+7.7%	Anúncio da aquisição da HellermannTyton
11/18/15	+8.4% (6 dias)	Apresentação na conferência automotiva do Barclays, que delineou as expectativas para um ano forte
4/13/16	+6.6% (2 dias)	Realização do "dia do investidor" estabelecendo metas para 2020, de 8%, 10% de CAGR do faturamento e 18,5% de margem EBITDA
5/3/17	+10.9%	Anúncio da cisão da propulsão (Powertrain) e a criação de uma nova empresa com foco conectado/autônomo

Definição do preço-alvo

Agora que você entende a valoração e os catalisadores, como usar esses conhecimentos para escolher uma ação vencedora? Definir o preço-alvo (PT) é o próximo passo crítico. É o ponto culminante do seu abrangente trabalho de *due diligence* e valoração.

O seu PT é o preço futuro que você espera que uma ação alcance caso a sua tese de investimento se concretize. É um componente central da decisão final de investimento, seja para *comprar*, *vender a descoberto*, *rastrear* ou *repassar*. Sem ele, você não pode quantificar adequadamente o potencial de lucro e a relação risco/recompensa.

O preço-alvo reflete a análise principal, intrínseca, de avaliação do mercado e de valoração da compra, já realizada, captando as suas projeções financeiras e os seus principais catalisadores. Em muitos casos, o PT será baseado em múltiplos como, por exemplo, EV/EBITDA, P/E, P/FCF, ou alguma combinação deles, com as comparações mais próximas servindo como o principal ponto de referência.

Além do PT do seu caso básico, normalmente você cria casos de *bull and bear* (para os sentimentos de "alta e baixa"). A análise de risco/recompensa é direta. A recompensa potencial é medida pela diferença percentual entre o preço atual da ação e o PT do seu caso básico. O PT do seu caso *bull* (para o sentimento de "alta") fornece perspectiva a respeito de alguma potencial alta adicional. O seu risco se reflete na diferença percentual entre o preço atual da ação e o PT do seu caso *bear* (para o sentimento de "baixa").

A nossa análise do PT da Delphi é mostrada no Quadro 4.16. Nós tiramos o PT do nosso caso básico dos múltiplos de 2013E para EV/EBITDA, P/E P/FCF. O ano de 2013E foi escolhido como ano de referência da valoração, pois permitiu tempo suficiente para a recuperação do setor automotivo e para a estratégia pós-IPO da Delphi se desenvolver. Em outras palavras, refletiu um "desempenho mais normalizado".

Coerente com a nossa tese de que a Delphi deveria comercializar em linha com os produtores seculares, assumimos uma expansão múltipla em nosso caso básico. Para EBITDA, EPS e FCF/S básicos, nós contamos com as projeções financeiras estabelecidas no terceiro passo (vide Quadro 3.11). Essas mesmas projeções foram usadas para executar o nosso DCF no Quadro 4.4, que gerou um preço implícito das ações de aproximadamente US$ 40. E isso foi útil como verificação de integridade.

Para P/E, o nosso caso básico de dez vezes EPS de 2013E – de US$ 4,36 – nos levou a um PT de US$ 43,64, isto é, a um prêmio de 98% em relação ao preço da ação na IPO da Delphi. Para EV/EBITDA, usamos seis vezes EBITDA de 2013E – de US$ 2,4 bilhões – para produzir um PT de US$ 40,57. E o rendimento do FCF – de 8%, com base no FCF/S de 2013E, de US$ 3,26 – implicou um PT de US$ 40,79.

Os nossos casos *bull and bear* (de alta e baixa) incorporaram ajustes nas premissas tanto para o desempenho financeiro como para os múltiplos. Por exemplo, o caso *bull* da Delphi contemplou um crescimento mais rápido da receita, liderado por melhores volumes nos Estados Unidos e na China, margens mais altas e recompras maiores. Isso resultou em EPS 2013 de US$ 5,50. A multiplicação disso por um aspiracional de 12 vezes sugere um PT de US$ 66, ou 200% de alta.

Voltando ao nosso caso *bear*, assumimos fraqueza na Europa, menores volumes nos Estados Unidos e menor crescimento na China, além de maiores despesas, rendendo EPS 2013 de US$ 3,75. Para os múltiplos, assumimos que eles permaneceriam estáveis nos níveis da IPO da Delphi, ou seja, em linha com os *players* vinculados à produção. A aplicação do P/E de cinco vezes, na versão de menor crescimento e menos lucrativa do Delphi, rendeu um PT de US$ 18,75, ou 15% de desvantagem.

Quadro 4.16 Definindo o preço-alvo

Preço-alvo da Delphi

(US$ em milhões, exceto dados por ação)

	Caso básico	Caso *bull*	Caso *bear*
Preço atual da ação	$22.00		
EV / EBITDA			
EBITDA (2013E)	$2,433	$2,676	$1,824
Múltiplo-alvo	6.0x	8.0x	3.5x
Valor da empresa	**$14,596**	**$21,407**	**$6,386**
Menos: Dívida total	(2,173)	(2,173)	(2,173
Menos: Participação não controladora (minoritária)	(462)	(462)	462)
Mais: Cash	1,355	1,355	1,355
Valor do patrimônio líquido	**$13,316**	**$20,127**	**$5,106**
Ações diluídas	328	328	328
Preço-alvo	**$40.57**	**$61.32**	**$15.55**
Alta/queda contra preço atual	84%	179%	29%)
Retorno anualizado	36%	67%	(16%)
P / E			
EPS (2013E)	$4.36	$5.50	$3.75
Múltiplo-alvo	10.0x	12.0x	5.0x
Preço-alvo	**$43.64**	**$66.00**	**$18.75**
Alta/queda contra preço atual	98%	200%	(15%)
Retorno anualizado	41%	73%	(8%)
Rendimento do FCF			
FCF / S (2013E)	$3.26	$4.08	$2.45
Rendimento-alvo	8%	5%	15%
Preço-alvo	**$40.79**	**$81.58**	**$16.32**
Alta/queda contra preço atual	85%	271%	(26%)
Retorno anualizado	36%	93%	(14%)

A fórmula mágica para investir como um profissional

Principais conclusões

- Antes de valorar uma empresa, você deve primeiro entender seus negócios e as finanças subjacentes.

- O seu trabalho de valoração precisa determinar se a ação é atraente ao preço de hoje.

- Mesmo a ação que passa nos testes de negócios e financeiro com louvor, pode falhar no da valoração.

- As expectativas de crescimento são críticas para a valoração: os investidores tendem a recompensar as empresas de maior crescimento com múltiplos de negociação mais altos.

- Embora a valoração da empresa possa parecer atraente, tome cuidado: na maioria das vezes, as ações estão baratas por algum motivo.

- Procure catalisadores que possam reclassificar significativamente a ação por meio de maior poder de lucro e expansão múltipla.

- Os compostos de lucros entregues a cada ano são o ganha-pão do selecionador de ações tradicional.

- Em última análise, o seu trabalho de valoração deve gerar um preço-alvo defensável, que é a base da tomada de decisão de investimento.

Capítulo 5 – Quinto passo: Tomada de decisão de investimento e gestão de portfólio

Hora de puxar o gatilho?

Você identificou uma ideia de investimento atraente, examinou-a e agora precisa tomar uma decisão: *comprar, vender a descoberto, rastrear* ou *repassar*. Mas, primeiro, vamos dar um passo atrás e rever como chegamos a este ponto.

No **Primeiro passo: Geração de ideias**, fornecemos a estrutura da busca sistemática dos investimentos em potencial. Você aprendeu a selecionar ideias com base em valoração, métricas financeiras e em vários eventos corporativos, inclusive fusões e aquisições, cisões e retorno de capital. Você também identificou os principais temas "macro" e sazonais, além dos beneficiários mais prováveis.

No **Segundo passo: Identificação das melhores ideias**, você recortou a lista de investimentos em potencial com base na nossa estrutura de revisão de ideias e no modelo de relatório de investimentos, fornecido em www.investinglikethepros.com (em inglês). Você aprendeu a realizar as pesquisas preliminares com foco no desenvolvimento de uma tese de investimento, fazendo a valoração do negócio, graduando a qualidade da gestão, avaliando os riscos, analisando as finanças e a valoração de mercado da empresa. Com base nesse trabalho inicial, decidiu se continuaria ou não explorando a oportunidade.

No **Terceiro passo: *due diligence* empresarial e financeira**, você realizou uma pesquisa fundamental profunda, desenvolveu uma verdadeira compreensão do modelo do negócio, especialmente dos principais fatores de valor e de riscos. Na frente financeira, examinou as principais demonstrações financeiras para determinar como a empresa ganha, cresce e gasta o dinheiro. Em suma, você formou uma visão de como a empresa se comportará futuramente.

No **Quarto passo: Valoração e catalisadores**, você determinou o valor da empresa. E também julgou se ela é barata ou cara, tanto de forma independente como contra os pares. As comparações e o DCF formaram o núcleo desse trabalho, com o suporte complementar de abordagens de valoração baseadas em M&A, conforme apropriado. Você também identificou potenciais catalisadores para impulsionar a revaloração das ações. Esse trabalho culminou na definição de uma meta de preço, ou um preço-alvo (PT, *price target*).

Agora, no **Quinto passo: Tomada de decisão de investimento e gestão de portfólio**, é hora do veredito. No caso de uma decisão de *compra* ou *venda a descoberto*, o trabalho não para por aí. Daqui para a frente, a posição deve ser constantemente monitorada para novos desenvolvimentos que possam mudar a sua tese inicial e o PT, para melhor ou para pior.

Se a ação não for atraente como compra ou venda a descoberto hoje, ela pode ser colocada na categoria de *rastreio* (ou *acompanhamento*). Essas ações fornecem as sementes para investimentos futuros. Elas podem ser revistas mais tarde, se a valoração ou os fundamentos da empresa mudarem, ou se um catalisador específico se materializar... Se você decidir *repassar*, idealmente essa decisão foi tomada em algum momento dos passos anteriores.

A gestão das posições individuais também precisa ser feita dentro do contexto do portfólio mais amplo. Para isso, discutimos técnicas fundamentais de construção de portfólio e gestão de risco. A construção do portfólio envolve a compilação de um grupo de ações adaptado às suas metas específicas de investimento, à sua estratégia e à sua tolerância ao risco.

Da mesma forma, a gestão dos riscos requer a definição de um equilíbrio de risco/recompensa adequado ao seu portfólio. Preste atenção especial ao tamanho da posição, aos temas de investimento, à concentração do setor, ao foco geográfico e aos níveis de alavancagem. Você também precisa fazer a gestão da exposição a fatores "macro", como moedas, commodities e taxas de juros. As principais ferramentas de gestão de risco incluem a limitação de exposições, a limitação de perdas e a obtenção de lucros, bem como o *hedging* (a "cobertura") e os testes de estresse.

Tomada de decisão de investimento

O seu trabalho de *due diligence* e valoração está completo. Agora, você tem que tomar uma decisão. Isso requer confiança nas suas habilidades recém-adquiridas e coragem para agir. A capacidade comprovada de tomar decisões consistentes por um longo período de tempo define o grande investidor.

Compra

Até agora, você seguiu os nossos passos e desenvolveu convicção a respeito de uma determinada ação. Isso requer confiança no negócio, nas finanças e na valoração. Isso também significa que você acredita que o ponto de entrada, com as ações ao preço de hoje, é atraente. Tudo isso alimentou a nossa avaliação da Delphi em sua IPO, ou seja, uma **compra** limpa, que oferecia crescimento secular, a um preço cíclico.

Você não quer cair na armadilha da *boa empresa, ação ruim*. A ação de uma grande empresa pode ser uma má escolha devido a sobrepreço ou ao momento inadequado. A Microsoft é reconhecida como uma das mais bem-sucedidas companhias de todos os tempos, com valor de mercado de mais de US$ 1,2 trilhão no final de 2019. Mas será que sempre foi uma ótima escolha de ações? Como discutimos no Capítulo 1, depois de atingir o preço máximo de US$ 40 por ação no final de 1999, a MSFT demorou quase 15 anos para furar esse teto.

Como foi observado no quarto passo, definir um PT antes de fazer o investimento é uma prática recomendada comum, pois ajuda a estabelecer a disciplina e remover a emoção do processo de tomada de decisão. Os investidores bem-sucedidos entendem os parâmetros de suas posições antecipadamente e estão preparados para a saída conforme as circunstâncias exigirem.

Venda a descoberto

Você chegou à conclusão de que uma ação não é uma compra. Mas ela pode ser uma posição curta, uma venda a descoberto? Essa decisão requer o mesmo nível de diligência e convicção de uma compra. Ironicamente, a sua busca por oportunidades longas e atraentes pode levá-lo a descobrir ideias no extremo oposto do espectro.

A decisão de vender uma ação a descoberto se baseia na crença de que ela diminuirá de valor. A mecânica envolve emprestar as ações (com a facilitação de um corretor), para depois recomprá-las no mercado aberto. Como qualquer coisa emprestada, você tem que pagar para tê-la de volta. A aposta curta (a descoberto) confia na possibilidade de comprar as ações de volta a um preço mais baixo no futuro. Portanto, você lucra com o *spread* entre a venda das ações a um determinado preço hoje e a recompra delas a um preço menor mais tarde.

Durante a diligência, você pode descobrir que a empresa ou um de seus pares vem perdendo participação de mercado. Ou você pode descobrir um desafio sazonal ao modelo de negócios, como uma mudança no poder de precificação ou uma tecnologia emergente de baixo custo. Você pode inclusive encontrar algum par fundamentalmente inferior, com estimativas de lucros injustificadamente altas, que esteja sendo negociado a prêmio. Como Louis Pasteur, você pode tropeçar em uma descoberta incrível enquanto procura outra coisa.

Em geral, as candidaturas a venda a descoberto são provenientes de várias categorias comuns, que incluem fatores externos, como a substituição ou a obsolescência de produtos, pressões estruturais, mudanças nas preferências do consumidor, picos cíclicos e mudanças regulatórias. Eles também incluem ferimentos autoinfligidos, principalmente irregularidades contábeis, má gestão, balanços superalavancados e fusões e aquisições equivocadas. Sinais de alerta comuns incluem: rotatividade abrupta de gestão, vendas de informações privilegiadas extraordinariamente grandes ou rápida sucessão de aquisições.

Alguns exemplos clássicos de obsolescência de produtos são a mudança da mídia impressa para a digital, o comércio eletrônico suplantando o comércio físico e os dispositivos móveis substituindo as câmeras tradicionais. Os diligentes vendedores a descoberto também foram recompensados por descobrir irregularidades contábeis na Enron, Sunedison, Tyco e WorldCom, entre outras.

Muitos investidores usam posições curtas (*shorts*, vendas a descoberto) numa base tática. Isso pode acontecer como parte de uma estratégia de *hedge*, ou seletivamente, caso uma oportunidade curta gritante for descoberta. Existem bem poucos profissionais, porém, que ganham dinheiro consistentemente tendo o *shorting* como estratégia principal. Por quê? O mercado tem uma clara inclinação ascendente ao longo do tempo. Desde 1929, o S&P 500 gerou retornos anualizados de 11%, incluindo dividendos reinvestidos. As probabilidades das posições curtas também estão contra você devido ao viés institucional arraigado em relação às posições longas no mercado das pequenas e médias empresas. Simplificando, mais atores se beneficiam quando as ações estão subindo contra as que estão baixando. Você precisa ser altamente qualificado e seletivo para ter sucesso, dadas essas circunstâncias.

Além disso, as suas perdas potenciais de uma *short* equivocada são ilimitadas. Para uma posição longa, se você compra a US$ 25 por ação e a empresa vai à falência, a sua perda potencial total ficaria limitada a US$ 25. No entanto, se você vende a ação a descoberto, teoricamente não existe teto para o aumento do preço da ação. Então, as suas perdas potenciais seriam ilimitadas.

Rastreio

Algumas ações podem atender aos seus critérios comerciais e financeiros, mas fracassam no teste da valoração. São empresas de qualidade, mas atualmente não são baratas. Outras ações podem ser baratas, mas não muito atraentes no momento, do ponto de vista empresarial ou financeiro. No entanto, você vê potencial para elas melhorarem e se tornarem vencedoras a longo prazo.

Essas ideias devem ser colocadas na categoria do rastreio (ou acompanhamento). Conforme o Quadro 5.1 mostra, o nosso modelo de rastreamento lista múltiplos de valoração relevantes e outras métricas financeiras para essas ações. Talvez o mais importante é que existe uma coluna para o preço-alvo. Este PT reflete o seu trabalho de valoração típico realizado na ação, como discutimos no quarto passo. Quando uma ação em sua planilha de rastreamento é negociada com desconto significativo para o seu PT (por exemplo, 25%+ em 12 meses), você deve estar pronto para revisitar a sua posição.

O ideal é que você esteja monitorando a empresa e se mantendo atualizado sobre as tendências dos negócios e do setor. No caso de queda significativa no preço das ações, você precisa ter convicção de que a queda é injustificada e que a tese original permanece intacta. Alternativamente, as perspectivas da empresa podem melhorar de tal forma que você aumenta o PT. Isso pode fornecer vantagens suficientes para você reconsiderar a ação.

Com cada ideia revisada, você vai construindo um banco de dados de possíveis posições principais. Em alguns casos, você pode acabar rastreando uma ação por vários anos, antes de ela se tornar atraente. Ao saírem das profundezas da Grande Recessão, alguns investidores conseguiram comprar negócios de alta qualidade, que cobiçavam há anos, a preços de barganha. A estratégia de investir em valor ao longo do tempo concentra o foco em armazenar ideias de qualidade, para depois comprá-las oportunamente.

Quadro 5.1 Tabela de acompanhamento: ideias potenciais

Tabela de acompanhamento							em 01/03/2012							
Empresa	Sigla	Preço-Alvo Atual	Preço-Alvo	% Para cima	Dívida/ EBITDA	EV / EBITDA			P /E			Rendimento FCF		
						'12E	'13E	'14E	'12E	'13E	'14E	'12E	'13E	'14E
Amazon.com	AMZN	$180.04	$225.00	25%	0.7x	25.4x	18.1x	13.5x	64x	44x	33x	3.6%	4.8%	6.5%
Celanese	CE	$48.41	$55.00	14%	2.8x	9.1x	8.5x	8.1x	11x	10x	9x	4.5%	7.6%	8.2%
Charter Comm.	CHTR	$63.24	$85.00	34%	4.7x	7.4x	7.0x	6.6x	NM	NM	16x	7.4%	11.1%	15.8%
Danaher	DHR	$52.88	$55.00	4%	1.4x	10.7x	9.7x	8.8x	16x	14x	12x	7.4%	8.2%	8.8%
Google	GOOG	$622.40	$750.00	21%	0.2x	19.4x	16.4x	14.1x	15x	13x	11x	6.3%	7.4%	8.5%
Illinois Tool Works	ITW	$55.88	$60.00	7%	1.1x	8.3x	7.9x	7.5x	13x	12x	11x	7.4%	8.1%	8.8%
Mastercard	MA	$420.43	$500.00	19%	0.0x	11.6x	10.1x	8.8x	19x	17x	14x	5.1%	6.5%	7.5%
Priceline	PCLN	$637.32	$675.00	6%	0.3x	16.7x	13.0x	10.5x	24x	18x	16x	4.8%	5.8%	6.7%
Rockwood	ROC	$54.00	$67.50	25%	1.9x	6.6x	6.1x	5.8x	12x	10x	9x	7.1%	9.9%	11.3%
Sherwin-Williams	SHW	$103.56	$115.00	11%	0.9x	11.3x	10.6x	10.0x	18x	16x	15x	5.1%	6.1%	6.7%
Sirius XM	SIRI	$2.23	$3.00	35%	2.6x	14.7x	12.9x	12.1x	NM	28x	28x	4.6%	6.5%	8.7%
Time Warner Inc.	TWX	$37.46	$47.50	27%	2.9x	8.2x	7.7x	7.3x	11x	10x	8x	8.0%	10.5%	12.4%

Repasse

A categoria de repasse é direta. É uma ação com a qual você não quer nada, pois não é atraente como posição longa, venda a descoberto ou investimento futuro. Alguns repasses você comemora com o tempo, de outros você se arrepende. Em relação aos últimos, espero que você possa se reconfortar com o seu raciocínio na época, ou seja, você seguiu os passos do nosso livro, e foi metódico na sua análise. No final, você simplesmente decidiu que a ação não era para você. A disciplina é uma virtude, e você não quer forçar ideias em seu portfólio.

Idealmente, você tomou a decisão de repassar a ação no início do processo de investimento. O tempo gasto no eventual repasse tem alto custo de oportunidade. Caso a ideia tenha sobrevivido até esse ponto, o conhecimento recém-adquirido pode ser aplicado em futuras oportunidades de investimento. À medida que continua pesquisando novos setores e empresas, você continua aprendendo.

Monitorando o investimento

O trabalho não para quando você inicia uma posição. Você deve acompanhar de perto as suas ações e estar preparado para adaptar o seu pensamento. Novos desenvolvimentos podem mudar a tese inicial, às vezes a qualquer momento.

O monitoramento da sua posição envolve constante reflexão, análise e síntese dos eventos "macro" e dos específicos da empresa, que podem impactar os negócios subjacentes. *A sua diligência nunca para*. Você deve sempre revisar e testar de novo a sua tese. Fique atento aos riscos que identificou antecipadamente.

O exercício diário do monitoramento concentra o foco no acompanhamento das notícias e dos relatórios de pesquisa específicos das empresas e dos setores, bem como dos dados econômicos relevantes. Trimestralmente, você disseca os comunicados de lucros e os formulários da SEC, além das apresentações a investidores (se fornecidas). Muitos profissionais também mantêm diálogo com relações com investidores (IR) ou com a gestão. Isso se estende à participação em conferências setoriais, nas quais estejam presentes as empresas do portfólio e seus pares.

Conversas com clientes e fornecedores também fornecem insights sobre a dinâmica e as tendências do setor da indústria. Esse tipo de diligência ajuda você a manter pulso saudável sobre os principais indicadores de valor e o cenário competitivo. O mesmo nível de monitoramento também se aplica às ações em sua planilha de rastreamento, para que você possa atacar no momento oportuno.

Sabemos que, se você não for um profissional de investimento em tempo integral, alguns trabalhos aqui citados podem ser desafiadores devido às restrições de tempo e recursos. Mas, se quiser levar a sério o investimento em ações, você deve estar comprometido. Podemos fornecer o *know-how*, mas você deve providenciar o que pode fazer. Recomendamos que reserve algum tempo por dia para o trabalho do portfólio. No mínimo, você deve ler as notícias financeiras diariamente e configurar alertas para as ações em foco (por exemplo, alertas do Google).

Lucros trimestrais

Revisar e processar as divulgações (*releases*) de lucros (ganhos) trimestrais é parte crítica do monitoramento. A cada trimestre, as empresas de capital aberto dos Estados Unidos fornecem atualização financeira completa, comentários sobre os períodos trimestrais anteriores e a respeito dos acumulados no ano (YTD), junto com acompanhamento de 10-Q ou 10-K, e teleconferências públicas.[1] A gestão também usa esse fórum para atualizar os inves-

---

1 O horário e os códigos de acesso dessas teleconferências trimestrais são fornecidos no site corporativo da empresa. Normalmente, essas teleconferências também são transmitidas pela web e disponibilizadas para reprodução e transcrição por vários serviços de informações financeiras.

tidores sobre as orientações/perspectivas e também a respeito das principais iniciativas estratégicas e tendências do setor.

O seu trabalho sobre os lucros concentra o foco na comparação dos resultados trimestrais e os acumulados da empresa contra os períodos reportados no ano anterior, e ainda contra o consenso do lado da venda e as suas próprias estimativas. As tendências sequenciais trimestrais também podem ser informativas para certas empresas, particularmente aquelas menos sazonais. E, tão importante quanto isso, você deve acompanhar os erros e as derrotas trimestrais anteriores, que podem revelar tendências significativas.

Ouça os anúncios de lucros nas teleconferências e, em seguida, revise as transcrições, bem como os relatórios de pesquisa do lado da venda que vêm em seguida. Preste atenção à substância e ao tom dos comentários da gestão, principalmente sobre os principais fatores de desempenho. Cada ação tem os seus próprios pontos fortes (*hot buttons*) para os investidores. Para alguns, pode ser o crescimento da receita; para outros, as margens. De qualquer forma, as perspectivas e as orientações superam tudo. Não se surpreenda se uma empresa bate em vendas ou EPS, mas negocia para baixo, porque a orientação da gestão não foi inspiradora.

Você também deve passar algum tempo lendo o 10-Q (ou 10-K), especialmente a MD&A, para conhecer as cores no trimestre. As notas de rodapé e as demonstrações financeiras também são informativas. Normalmente, os profissionais procuram as chamadas de acompanhamento de IR, ou da gestão, para esclarecer as principais áreas de desempenho superior ou inferior. Essas chamadas também são usadas para testar as premissas do modelo financeiro.

Nos Quadros 5.2 e 5.3, fornecemos modelos de comparação de lucros trimestrais e anuais para os itens de demonstração de resultados e demonstração de fluxo de caixa. A(s) sua(s) planilha(s) de comparação também podem incluir métricas operacionais específicas da empresa e do setor, bem como finanças segmentadas, se divulgadas.

A seguir, os nossos modelos de lucros usam as informações financeiras da Delphi para o quarto trimestre encerrado em 31/12/11, a primeira divulgação de resultados pós-IPO da empresa. O modelo anual faz referência às informações financeiras da Delphi para o ano inteiro que terminou em 31/12/11.

No quarto trimestre de 2011, Q4'11, a Delphi gerou vendas de US$ 3,9 bilhões (+ 6,8% a/a), EBITDA de US$ 530 milhões (+ 55% a/a) e EPS de US$ 0,88 (+ 287% a/a), superando facilmente as estimativas consensuais. No mesmo comunicado, a Delphi reportou vendas de US$ 16 bilhões no ano fiscal de 2011, FY'11 (+16% a/a), EBITDA de US$ 2,1 bilhões (+30% a/a) e EPS de US$ 3,49 (+82% a/a). Essas taxas de crescimento dinâmicas refletiram a recuperação nos volumes da Delphi de níveis quase mínimos, melhorias de iniciativas de corte de custos e alavancagem operacional. Cerca de dois anos depois de sair da falência, o desempenho da Nova Delphi refletia claramente as impressionantes mudanças transformacionais da empresa.

As principais métricas do balanço patrimonial também são rastreadas. Conforme o Quadro 5.4 mostra, a alavancagem da Delphi aumentou de 0,2 vez no final do ano de 2010 para 1 vez no final do ano de 2011. Isso, em grande parte, foi devido às novas dívidas levantadas para recomprar a participação de US$ 4,3 bilhões detida pela General Motors. Em base líquida, a alavancagem da Delphi ainda era de apenas 0,3 vez, dada sua grande posição de caixa. O índice de cobertura da empresa de 17,2 vezes (12,1 vezes em uma base ajustada pelo capex) era muito saudável. A intensidade do capital de giro, medida pelo NWC como porcentagem das vendas, aumentou ligeiramente de 2,5% para 3,3%, o que não é atípico para uma empresa em rápido crescimento. Em suma, o balanço patrimonial da Delphi estava em ótima forma.

Quadro 5.2 Modelo de comparação de lucros trimestrais

(US$ em milhões, exceto dados por ação)

Relatório de resumo de lucros do Q4'11	Resultados do Q4'11	Resultados do Q4'10	Diferença US$ x Q4'10	Diferença % x Q4'10	Ganha / Perde	Consenso	Minhas estimativas
Demonstração de receitas							
Faturamento	$3,900	$3,652	$248	6.8%	Ganha	$3,879	$3,898
Margem bruta	$679	$606	$73	12.0%	Ganha	$581	$550
% da margem	17.4%	16.6%	0.8%	4.9%	Ganha	15.0%	14.1%
EBITDA	$530	$342	$188	55.0%	Ganha	$419	$435
% da margem	13.6%	9.4%	4.2%	45.1%	Ganha	10.8%	11.2%
Lucro líquido	$290	$75	$215	286.7%	Ganha	$179	$217
% da margem	7.4%	2.1%	5.4%	262.1%	Ganha	4.6%	5.6%
Ações diluídas (1)	328	328	-	-	Em linha	328	328
EPS	$0.88	$0.23	$0.65	286.7%	Ganha	$0.54	$0.66
Demonstração de fluxo de caixa							
Caixa das operações	$468	$287	$181	63.1%	Perde	$487	$456
Menos: Capex	176	219	(43)	(19.6%)	Ganha	187	175
% das vendas	4.5%	6.0%	(1.5%)	(24.7%)	Ganha	4.8%	4.5%
Fluxo de caixa livre	$292	$68	$224	NM	Perde	$301	$281
FCF / S	$0.89	$0.21	$0.68	NM	Perde	$0.92	$0.86
Retorno do capital							
Recompras	$109	$0	$109	-	Miss	$136	$100
Dividendos	93	2	91	NM	Perde	55	0
Total do retorno de capital	$202	$2	$200	NM	Ganha	$175	$100
% do valor de mercado	2.9%	0.0%		NM		2.5%	1.4%

(1) Ajuste para refletir as ações reais em circulação na IPO para fins de comparação. O resultado do EPS do Q4'10 foi de US$ 0,11.

Quadro 5.3 Modelo de comparação de lucros anuais

(US$ em milhões, exceto dados por ação)

Relatório de resumo de lucros para o FY'11	Resultados FY'11	Resultados FY'10	Diferença US$ x FY'10	Diferença % x FY'10	Ganha / Perde	Consenso	Minhas estimativas
Demonstração de receitas							
Faturamento	$16,041	$13,817	$2,224	16.1%	Ganha	$16,020	$16,039
Margem bruta	$2,655	$2,049	$606	29.6%	Ganha	$2,633	$2,526
% da margem	*16.6%*	*14.8%*	*1.7%*	*11.6%*	Ganha	*16.4%*	*15.7%*
EBITDA	$2,119	$1,633	$486	29.8%	Ganha	$2,011	$2,044
% da margem	*13.2%*	*11.8%*	*1.4%*	*11.8%*	Ganha	*12.6%*	*12.7%*
Lucro líquido	$1,145	$631	$514	81.5%	Ganha	$1,035	$1,072
% da margem	*7.1%*	*4.6%*	*2.6%*	*56.3%*	Ganha	*6.5%*	*6.7%*
Ações diluídas (1)	328	328	-	-	Em linha	328	328
EPS	$3.49	$1.92	$1.3	81.5%	Ganha	$3.15	$3.27
Demonstração de fluxo de caixa							
Caixa das operações	$1,377	$1,142	$235	20.6%	Perde	$1,392	$1,356
Menos: Capex	630	500	130	26.0%	Ganha	641	629
% das vendas	*3.9%*	*3.6%*	*0.3%*	*8.5%*	Ganha	*4.0%*	*3.9%*
Fluxo de caixa livre	$747	$642	$105	16.4%	Perde	$752	$727
FCF / S	$2.28	$1.96	$0.32	16.4%	Perde	$2.29	$2.21
Retorno do capital							
Recompras	$4,747	$0	$4,747	-	Perde	$4,763	$4,738
Dividendos	93	27	66	244.4%	Ganha	78	0
Total do retorno de capital	$4,840	$27	$4,813	NM	Ganha	$4,818	$4,738
% do valor de mercado	*68.5%*	*0.4%*				*59.6%*	*67.0%*

(1) Ajuste para refletir as ações reais em circulação na IPO para fins de comparação. O resultado do EPS de 2011 e 2010 foi de US$ 2,72 e US$ 0,92, respectivamente.

A fórmula mágica para investir como um profissional

Quadro 5.4 Modelo de comparação do balanço patrimonial

(US$ em milhões)

Dados do balanço patrimonial FY'11	Resultados FY'11	Resultados FY'10	$ Δ contra FY'10	% Δ contra FY'10
Estrutura do capital				
Financeira				
EBITDA	$2,119	$1,633	$486	29.8%
Despesas de juros	123	30	93	NM
Capex	630	500	130	26.0%
Saldos da dívida				
Em dinheiro	$1,372	$3,266	($1,894)	NM
Dívida garantida	1,103	242	861	NM
Dívida total	2,103	289	1,814	NM
Dívida líquida	731	(2,977)	3,708	NM
Estatísticas de crédito				
EBITDA / Desp. Jur.	17.2x	54.4x	NM	
(EBITDA - Capex) / Jur.	12.1x	37.8x	NM	
Dívida garantida / EBITDA	0.5x	0.1x	0.4x	
Dívida total / EBITDA	1.0x	0.2x	0.8x	
Dívida líquida/EBITDA	0.3x	(1.8x)	2.2x	
Capital de giro				
Ativo circulante				
Contas a receber	2,459	,307	152	6.6%
Inventários	1,054	988	66	6.7%
Outras contas a receber	616	555	61	11.0%
Total do ativo circulante	$4,129	$3,850	$279	7.2%
Passivo circulante				
Contas a pagar	$2,397	$2,236	161	7.2%
Passivo aumentado	$1,208	$1,265	(57)	(4.5%)
Total do passivo circulante	$3,605	$3,501	$104	3.0%
Capital de giro líquido (NWC)	$524	$349	$175	50.1%
Índices do capital de giro				
NWC % de vendas	3.3%	2.5%	0.7%	29.3%
Dias de vendas pendentes (DSO)	56	61	(5)	(8.2%)
Inventário de dias retidos (DIH)	29	31	(2)	(6.2%)
Dias a pagar pendentes (DPO)	65	69	(4)	(5.8%)

Construção do portfólio

Até agora, nós concentramos o foco em encontrar ações vencedoras. Cada posição individual, porém, deve ser considerada dentro do contexto de um portfólio mais amplo. Uma posição grande deve refletir sua classificação relativa contra outras ações, em termos de perfil de risco/recompensa. Também deve refletir o cronograma dos potenciais catalisadores. Em suma, as posições de maior convicção devem abranger a maior parte do seu portfólio. Ao mesmo tempo, tenha em mente a sua estratégia global de investimentos, as suas metas e a sua tolerância ao risco.

A criação de um portfólio vencedor requer atenção aos níveis de exposição, sendo o principal deles o dimensionamento da posição individual, que determina quanto você pode ganhar (ou perder) com uma ação. Você também precisa estar atento às exposições indiretas, que podem incluir: setores específicos, geografias, temas de investimento, moedas, commodities, taxas de juros e alavancagem. Portanto, o seu trabalho inicial de construção do portfólio deve garantir que você não esteja fazendo apostas direcionais – por exemplo, em commodities ou moedas – sem perceber.

Em alguns casos, talvez você se sinta confortável com níveis de exposição concentrados. Exemplos comuns incluem o excesso de peso (*overweight*) específico, de uma ação, de um setor, ou de uma geografia. Da mesma forma, se você acredita que as ações cíclicas terão um desempenho superior no futuro próximo, talvez se sinta confortável com o sobrepeso desse tema de investimento.

A seguir, discutiremos as principais considerações de construção do portfólio (veja o Quadro 5.5).

Quadro 5.5 Considerações sobre a construção do portfólio

- Metas de investimento
- Tolerância ao risco
- Dimensionamento da posição
- Setores e geografias
- Temas de investimento
- Moedas
- Commodities
- Taxas de juros
- Níveis de alavancagem

Metas de investimento

Definir metas de investimento claras desde o início é fundamental na elaboração de um portfólio. Em primeiro lugar, vamos nos concentrar nos retornos desejados. O seu objetivo é maximizar os retornos absolutos ou superar um *benchmark* como o S&P 500 ou o MSCI World?[2] O seu foco é obter retornos anualizados de dois dígitos, retornos absolutos ajustados ao risco, geração de renda ou a preservação do capital? Independentemente dos objetivos específicos, a construção do seu portfólio precisa estar alinhada.

Essas metas também devem refletir o seu horizonte de tempo. O seu foco é o longo prazo, digamos de três a cinco anos, ou mais? Nesse caso, talvez você possa resistir a possíveis quedas ao longo do caminho. Ou você está sujeito a demandas mensais ou trimestrais mais frequentes? Sendo assim, precisa evitar ações altamente voláteis ou ilíquidas. Para os investidores individuais, os requisitos de liquidez pessoal, o cronograma de aposentadoria e as metas

---

2 A partir de 2019, o MSCI World Index consistia em ações de 23 países desenvolvidos, representando cerca de 85% do valor de mercado em cada país.

de retorno ajudam a ditar o horizonte do tempo. Isso se torna mais complicado quando você faz a gestão de dinheiro externo, estando sujeito a relatórios e resgates periódicos.

Tolerância ao risco

A tolerância ao risco está diretamente ligada aos objetivos de investimento. Uma estratégia orientada para o faturamento ou de preservação do capital é inerentemente menos arriscada do que aquela que visa maximizar os retornos.

Você também tem que ser honesto consigo mesmo. Um portfólio longo e concentrado, por exemplo, pode estar sujeito a oscilações dramáticas em qualquer direção. O seu temperamento e o seu nível de convicção são fundamentais na visualização desse tipo de estratégia, que também requer capital paciente, que permaneça no curso durante os períodos de volatilidade. É como o economista britânico John Maynard Keynes afirmou: "O mercado pode permanecer irracional por mais tempo do que você pode permanecer solvente".

A construção prudente do portfólio também exige que você considere a volatilidade, ou *beta*, de certas posições. Uma ação de biotecnologia, de pequena capitalização, por exemplo, invariavelmente tem um beta mais alto do que uma ação de primeira linha, de consumo básico. Portanto, se você não conseguir suportar uma queda potencialmente grande (ou rebaixamento) em determinada posição, convém minimizar a exposição a ações voláteis e de *beta* alto. No caso de uma de suas posições sofrer grande rebaixamento, mantenha a cabeça fria e não entre em pânico. A volatilidade pode criar oportunidades.

Dimensionamento da posição

As abordagens para o dimensionamento da posição podem variar drasticamente de investidor para investidor. Alguns veem as

A fórmula mágica para investir como um profissional

posições concentradas como essenciais para gerar retornos desproporcionais. Se você tem algumas ideias de alta convicção – e, portanto, segue essa linha de pensamento –, faz sentido apoiá-las. David Abrams, da Abrams Capital, e Seth Klarman, do The Baupost Group, vêm à mente como proponentes dessa filosofia. Outros, porém, acreditam na diversificação mais ampla do portfólio.

Quer você esteja executando um portfólio concentrado ou diversificado, a sua abordagem a respeito do dimensionamento deve pesar os méritos de cada posição em relação às outras. Se não acertar no dimensionamento, você corre o risco de colocar seu portfólio em risco ou de perder vantagens valiosas.

Então, como dimensionar as escolhas das ações? Deve ser uma posição de 5%, 10% ou de apenas 1% da "pesquisa"? Qual é o nível da sua convicção sobre essa ação em particular neste momento? Existem catalisadores iminentes que possam elevar significativamente o preço das ações? Como a proposta de risco/recompensa se compara às suas outras ideias? O trabalho de PT realizado no quarto passo é essencial para classificar as suas posições e dimensioná-las de acordo. Isso permite que você construa um portfólio em que as melhores ideias tenham o maior peso.

Do ponto de vista tático, você pode considerar deixar *dry powder*, ou excesso de capital não investido, para dimensionar oportunamente durante soluços específicos do mercado ou da empresa. Maximizar a sua posição antecipadamente pode significar perder a capacidade de comprar futuras quedas, especialmente durante momentos de pânico no mercado. Construir uma posição ao longo do tempo também permite que você "escalone" as suas ações à medida que ganha confiança na tese.

Por outro lado, pode haver situações em que uma posição máxima seja justificada no início. Isso requer alta convicção em um preço de entrada atraente, ou sensibilidade ao tempo, devido a um catalisador iminente.

Setores e geografias

Assim como no dimensionamento de posições individuais, muitos investidores têm diretrizes para exposições máximas a setores e geografias específicos. Por exemplo, você pode limitar a sua exposição ao setor de tecnologia a não mais do que 20% do capital. Ou regionalmente na Europa.

Você também precisa estar atento à correlação entre as posições concentradas e o restante do portfólio. Se a sua maior posição for um OEM automotivo, convém limitar a exposição automotiva no restante do seu portfólio. Dessa forma, uma queda repentina na economia ou no ciclo automotivo não anulará os seus retornos. Não entenda mal: se você tem forte convicção em determinado setor ou geografia, estar acima do peso é bom. Basta ficar atento aos riscos e fazer a gestão de acordo.

Existem lembretes constantes dos perigos da superconcentração. Quem investiu pesadamente em energia no final de 2014 e 2015 foi atingido quando os preços do petróleo caíram vertiginosamente. Outros exemplos icônicos incluem: a superexposição a ações da internet no final dos anos 1990, ações de bancos em 2008, ações europeias em 2011, produtos farmacêuticos especializados em 2015 e varejo em 2017.

Temas de investimento

Os temas de investimento se referem a ideias centradas em uma estratégia ou atributo corporativo específico. Por exemplo, a sua pesquisa pode sugerir que as plataformas de M&A provavelmente terão desempenho superior devido a um cenário de financiamento atraente e a suporte de mercado. Outros temas podem ser: recuperações, ações de valor, ações de crescimento, compostos de lucros ou jogadas cíclicas em um poço percebido.

Assim como no setor e na geografia, a concentração excessiva em determinado tema de investimento pode ser perigosa. Para uma estratégia de fusões e aquisições, o colapso nos mercados de dívida poderia encerrar essas jogadas da noite para o dia. Da mesma forma, para uma estratégia com foco em poços (ou "valas", ou "vales") cíclicos, é melhor o seu *timing* estar certo.

Assim que certos temas se tornam populares, eles tendem a atrair a multidão. O dinheiro rápido se move de forma ágil, tanto para dentro como para fora. Portanto, apesar dos méritos no investimento inicial dessas ações, elas são altamente suscetíveis quando as circunstâncias mudam para pior. Não importa se os problemas são específicos da empresa ou baseados no mercado. Os investidores com baixa convicção dirigem-se para as saídas. Quando as coisas dão errado, você não quer ser o último a resistir.

Moedas

A exposição cambial é um parente próximo da exposição geográfica. Para portfólios de ações com vendas internacionais significativas, as flutuações da moeda podem afetar significativamente os lucros e o desempenho. Por exemplo, uma queda acentuada do euro pode afetar drasticamente uma ação domiciliada nos Estados Unidos e com grande parte de seus lucros na Europa. Isso é conhecido como "risco de conversão de moeda estrangeira".

Um exemplo clássico ocorreu durante o período de março de 2014 a março de 2015, quando a taxa de câmbio EUR/USD caiu de 1,40 para 1,05, com uma desvalorização de 25%. Como resultado, uma empresa domiciliada nos Estados Unidos com 50% de seus lucros na Europa teria visto um declínio de 12,5% em seus resultados financeiros relatados em dólares para esse período, com base apenas na moeda.

No nível da empresa individual, esse risco deve ser identificado e analisado antecipadamente. Você precisa entender como as flutuações da moeda podem afetar os lucros e o desempenho em vários cenários. Essa abordagem é então estendida no nível do portfólio, em que a concentração da moeda pode estar oculta em várias empresas.

Commodities

As ações do tipo commodity têm maior ciclicidade e volatilidade pela própria natureza. Apesar da promessa de superciclos ou do pensamento "desta vez é diferente" serem sedutores, você deve respeitar o ciclo das commodities. Mudanças repentinas nos preços de petróleo, resina, cobre ou aço (para citar alguns) podem devastar um portfólio superexposto.

Movimentos dramáticos das commodities produzem claros vencedores e perdedores. A queda acentuada nos preços do petróleo prejudica os lucros dos produtores, mas ajuda as indústrias de transportes aéreos e rodoviários. Da mesma forma, os preços mais altos do aço podem ajudar as usinas, mas prejudicam os fabricantes que dependem de insumos de aço para seus produtos. Esse tipo de exposição pode ser mitigado por meio de *hedges*, além de limites nos tamanhos das posições.

Taxas de juros

A gestão da exposição de um portfólio aos movimentos das taxas de juros também deve ser feita. Conforme testemunhado na era pós-Grande Recessão, baixas taxas de juros podem fornecer grandes ventos a favor em todos os aspectos. Os consumidores são incentivados para gastar contra economizar na margem. A mesma coisa vale para as empresas com capacidade de tomar empréstimos a taxas atrativas para o financiamento de capex de crescimento, aquisições e retornos de capital.

Por outro lado, uma política monetária mais restritiva, caracterizada pelo aumento das taxas de juros, pode criar ventos contrários, especialmente na ausência de uma economia em crescimento. Ações com alto rendimento de dividendos, bem como empresas alavancadas com dívidas substanciais de taxa flutuante, são particularmente vulneráveis. Histórias relacionadas a crescimento financiado por dívida, recompras ou fusões e aquisições também são afetadas. Portfólios com excesso de peso nessas ações exigem maior conscientização e inteligência. Você deve estar preparado para agir de forma decisiva diante de novas informações sobre possíveis movimentos das taxas.

Níveis de alavancagem

A alavancagem é uma faca de dois gumes. O equilíbrio adequado pode ser uma ferramenta poderosa na criação de valor para o acionista. A dívida barata alimenta o crescimento orgânico, bem como M&A e retorno de capital aos acionistas.

No entanto, durante tempos difíceis – sejam "macro" ou específicos da empresa – a carga pesada da dívida pode ser prejudicial ou até fatal. Muitas empresas que entraram na Grande Recessão com o balanço altamente alavancado faliram. A combinação de fluxos de caixa em queda com a incapacidade de refinanciar dívidas vencidas provou ser insuperável. Outras sobreviveram, mas o patrimônio dos acionistas foi seriamente prejudicado, demorando anos para se recuperar, quando isso aconteceu.

Vamos dar uma olhada na Charter Communications. No final de 2008, depois de uma farra de aquisições de vários anos alimentada por dívidas, a alavancagem atingia quase dez vezes. A alta despesa de juros associada, junto com requisitos de capex de grande porte, era incapacitante. A cobertura ajustada ao capex estava abaixo de uma vez, o que significa que a CHTR não tinha dinheiro suficiente para pagar os juros. Além disso, a empresa não conseguiu refinanciar dívidas vencidas quando os mercados de capitais secaram durante a Grande Recessão. Em janeiro de 2009, a Charter perdeu um pagamento de juros e pediu falência.

Depois de sair da falência, em novembro de 2009, a Charter emergiu com um perfil de crédito significativamente melhorado. A alavancagem foi reduzida para 5,5 vezes e a empresa estabeleceu um caminho confiável para alavancar ainda mais. A CHTR foi um caso clássico de "boa empresa, balanço patrimonial ruim". Foi também vítima de um *timing* ruim, considerando o estado desastroso dos mercados de capitais no final de 2008 e início de 2009. Em um ambiente mais construtivo, as chances de refinanciamento seriam melhores.

Você precisa monitorar os níveis de alavancagem das suas ações individuais e do portfólio como um todo. Se a alavancagem média em seu portfólio for quatro vezes contra o mercado em duas vezes, então uma desaceleração provavelmente teria impacto negativo desproporcional no seu desempenho.

Resumo do portfólio

A construção do portfólio anda de mãos dadas com a gestão de risco do portfólio. Você precisa ser diligente no *front-end* (a "linha de frente") para se proteger no *back-end* (a "retaguarda"). No Quadro 5.6, as tabelas superiores mostram a exposição pelas dez primeiras posições, bem como a respectiva alavancagem. Por exemplo, a posição número um, a maior, ainda tem a alavancagem relativamente alta de 2,8 vezes. Você pode então extrapolar o mesmo para as posições de números dois a dez.

No canto superior direito, o portfólio é segmentado por capitalização de mercado e liquidez. Mais de 40% do portfólio é representado por ações com valor de mercado superior a US$ 25 bilhões. Apenas 5% têm valor de mercado inferior a US$ 1 bilhão. Em termos de liquidez, todo o portfólio pode ser vendido em 25 dias ou menos. Desse grupo, 75% precisam de apenas cinco dias ou menos para sair.

Por setor, as maiores exposições são: comunicações, discricionárias e tecnologia. Pela geografia, os Estados Unidos representam 68% do portfólio. O dólar americano (USD), porém, está ligeiramente abaixo de 65%, dada a exposição das empresas americanas a moedas como euro (EUR), libra esterlina (GBP) e iene (JPY), entre outras.

Pegando o balanço desse portfólio ilustrativo no Quadro 5.6, fizemos algumas observações importantes. Em primeiro lugar, ele é relativamente concentrado, com as dez principais posições compreendendo 60% das participações. Em compensação, é diversificado por setor e também de alta liquidez. Em segundo lugar, embora o portfólio geral seja moderadamente alavancado, certas posições se inclinam para o extremo superior. Existe ainda boa quantidade de exposição a FX. Tendo sinalizado esses potenciais *hot points* ("pontos quentes") do portfólio, você pode fazer ajustes antecipadamente ou implementar *hedges* de proteção.

Quadro 5.6 Modelo de panorama geral de portfólio

Resumo do portfólio

Posições		Alavancagem		Valor de mercado	
Título	%	Dívida/EBITDA	Alta / baixa	Tamanho	%
Posição 1	10%	2.8x	Alta	> $25 bilhões	40%
Posição 2	8%	4.7x	Alta	$10 - $25 bilhões	25%
Posição 3	7%	1.4x	Baixa	$5 - $10 bilhões	20%
Posição 4	6%	1.1x	Baixa	$1 - $5 bilhões	10%
Posição 5	6%	0.0x	Baixa	< $1 bilhões	5%
Posição 6	6%	0.3x	Baixa	**Liquidity**	
Posição 7	5%	1.9x	Baixa	Days to Exit	%
Posição 8	5%	0.9x	Baixa	< 1 dia	20%
Posição 9	4%	2.6x	Alta	< 5 dias	75%
Posição 10	3%	2.9x	Alta	< 10 dias	85%
Outros	40%	2.0x	Baixa	< 25 dias	100%
Total / Avg.	**100%**	**1.9x**	**Baixa**	> 25 dias	-

Setores		Geografias		Moedas	
Setor	%	Geografias	%	Moedas	%
Comunicações	20%	Estados Unidos	68%	USD	65%
Discricionário	20%	Canadá	2%	CAD	2%
Energia	-	Europa	18%	EUR	13%
Finanças	5%	Ásia Pacífico	10%	GBP	8%
Cuidados de saúde	2%	LatAm	2%	CHF	-
Produtos industriais	15%	Austrália	-	AUD	-
Matérias-primas	8%	África	-	CNY	-
Bens de consumo básicos	10%	Oriente Médio	-	JPY	5%
Tecnologia	20%	Rússia	-	HKD	5%
Serviços públicos	-	Outros	-	MXN	2%
Total	**100%**	**Total**	**100%**	**Total**	**100%**

Gestão de portfólio e gestão de risco

Como foi observado na carta de fim de ano em 2012 da Klarman: "Nós nos preocupamos continuamente com o que pode dar errado em cada investimento e no portfólio como um todo. Para nós, evitar e fazer a gestão dos riscos é uma obsessão 24/7/365". A seguir, fornecemos as principais ferramentas para colocar isso em prática.

A gestão de risco deve ser realizada tanto no nível das ações como no nível do portfólio. Assim como cada posição precisa ser monitorada, toda a sua coleção de ações exige o mesmo. Isso envolve a avaliação holística do portfólio, e a capacidade de quantificar os riscos negativos. Investidores disciplinados estabelecem diretrizes de risco, para otimização de seus portfólios e proteção contra perdas.

Considerando a grande variedade de fundos e estratégias, as abordagens de gestão de risco variam da mesma forma. Vários fatores precisam ser levados em conta, inclusive: retornos desejados, apetite pelo risco, tamanho do fundo, base de investidores, estabilidade do capital, liquidez e período de retenção esperado.

O primeiro passo na gestão de risco eficaz é a identificação dos principais pontos críticos do portfólio. Você não pode medir e mitigar o que não vê nem entende. Como foi observado no Quadro 5.6, essas exposições podem estar relacionadas a setor, geografia ou moeda específica. Você também precisa estar preparado para quantificar o risco negativo para vários cenários.

Idealmente, os principais riscos são sinalizados durante a fase inicial de construção do portfólio, e uma estratégia de gestão de risco é mapeada simultaneamente. Isso significa estabelecer um *sistema de alerta precoce*, com limites claros de ação. Por exemplo, se a tese de investimento for baseada em estratégia de M&A, você precisa prestar atenção especial se os mercados de financiamento estão secando. Da mesma forma, em um portfólio com forte exposição a energia, você precisa ser capaz de se mover de forma rápida e decisiva se as suas opiniões sobre os preços do petróleo mudarem.

Portanto, embora o investimento bem-sucedido exija estrutura e disciplina, também exige flexibilidade. Em mercados dinâmicos e em constante evolução, é fundamental ser adaptável e reavaliar o seu portfólio à medida que novas informações surgem. A fidelidade teimosa a opiniões antigas ou a linhas brilhantes pode comprometer o desempenho.

Se a identificação de risco é o primeiro passo necessário para uma gestão de risco eficaz, então a utilização de técnicas para mitigar esses riscos é o segundo (veja o Quadro 5.7).

Quadro 5.7 Ferramentas de gestão de portfólio e de gestão de risco

- Limites de exposição
- Limites de perdas
- Obtenção de lucros
- Reequilíbrio
- Cobertura (*hedging*)
- Teste de estresse
- Avaliação de desempenho

Limites de exposição

Talvez o método mais simples de fazer a gestão do risco seja estabelecer limites no valor em dólares ou no valor percentual das posições. Essa exposição pode estar relacionada a ações únicas ou pode ser agregada por setor, geografia ou tema de investimento. Alguns investidores têm regras rígidas e rápidas para o dimensionamento, por exemplo, limite de 10% para ações únicas dentro do portfólio ou 20% para setores específicos. Outros são mais flexíveis, e abrem espaço para superdimensionar as melhores ideias, mas conscientes dos riscos.

De acordo com estudo de 2012 realizado por professores da Wharton and Booth,[3] cerca de 45% dos fundos de *hedge* estabeleceram diretrizes a respeito do valor em dólares ou sobre a porcentagem dos ativos que qualquer posição pode representar. Os restantes 55% dos fundos não tinham restrições. Claramente, muitos investidores fazem a gestão da concentração do risco por meio do bom senso e da vigilância contínua, em oposição a diretrizes rígidas.

Limites de perdas

Se eventualmente uma escolha de ações não funcionar, é preciso existir um mecanismo para limitar as perdas. Esse mecanismo assume a forma de limites para a queda no preço das ações que possam desencadear a revisão da sua tese, para verificar se nada mudou – por exemplo, queda de 10% ou 15%. O seu trabalho de restringir o PT é particularmente informativo a esse respeito (veja o quarto passo). Isso ajuda a evitar a armadilha de deixar que a sua base de custos original influencie as suas decisões futuras. O mercado não se importa com o aquilo que você pagou originalmente por determinada ação

Quem investe em ações tem o privilégio de participar de um mercado líquido, em que as ações negociadas em bolsa podem ser compradas hoje e vendidas amanhã. Embora isso tenha benefícios óbvios, não se deixe enganar pela falsa sensação de segurança. As diretrizes de *drawdown* ("rebaixamento"), de acordo com as quedas de 10% ou 15% mencionadas anteriormente, podem fornecer disciplina para os investidores reafirmarem suas teses em determinadas ações. Essas diretrizes podem ser testadas por grande perda de lucros, revisão de orientação negativa ou outros desafios.

---

3 Cassar, G.; Gerakos, J., 2012. *How do hedge funds manage portfolio risk?*

Se uma posição se move contra você, o seu nível de convicção será desafiado. É um momento difícil para qualquer investidor. A ação valorizada é vendida com novos dados. Você precisa avaliar rapidamente se isso é sério ou passageiro e tomar a decisão. A pressão está latente. Os chamados especialistas lhe dizem que se trata de uma ação perdedora. O que fazer?

Independentemente da decisão, você deve evitar a todo custo o viés de confirmação, ou seja, deve evitar selecionar informações que favoreçam a sua tese de investimento. As diretrizes de limitar perdas ajudam você a evitar esse viés e a sair com serenidade se a tese estiver equivocada. Essas diretrizes, combinadas com o monitoramento adequado e a avaliação de risco, foram essenciais para avaliar a Delphi depois da transação de *spin* ("cisão") no final de 2017. Como em qualquer grande evento, a tese de investimento precisou ser retestada... Vários fatores tinham mudado materialmente (como discutiremos no "Post mortem"). Felizmente, o nosso sistema vai ajudar você nessas situações. Se uma de suas posições não estiver funcionando, você deve se perguntar constantemente: "O que eu não estou percebendo?".

É claro que a sua reavaliação pode sugerir que a ação é ainda mais atraente, considerando o novo desconto da sua visão de valor. Nesse caso, pode fazer sentido comprar mais. A análise e a reavaliação em tempo real precisam ser combinadas com a estrita adesão às diretrizes.

Obtenção de lucros

Como o falecido investidor Bernard Baruch sabiamente observou: "Ninguém jamais perdeu dinheiro tendo lucro". A gestão de risco adequada geralmente determina a obtenção de lucros de forma oportunista, assim que o PT for alcançado. Isso é particularmente verdade quando as vantagens adicionais parecem limitadas.

A obtenção de lucros também se aplica caso a ação dispare antes do previsto. Em um cenário em que o investidor compra ações a US$ 50, com PT de três anos de US$ 100, pode ser prudente considerar a venda de algumas ações se o preço da ação atingir US$ 75 em seis meses, por exemplo. Isso também fornece *dry powder* para se adicionar à posição, no caso de o preço cair. É claro que mudanças positivas na tese ou revisões para cima nos lucros podem apoiar a manutenção.

O PT serve como ferramenta importante para orientar a sua abordagem de obtenção de lucros e para ajudar a nos proteger de nós mesmos. É da natureza humana que os investidores se apaixonem por suas melhores ações, ainda mais quando elas estão com desempenho superior. Portanto, uma vez alcançado o PT, a gestão de risco eficaz nos força a restabelecer ativamente a convicção em mais vantagens. Isso inevitavelmente envolve a definição de um novo PT mais alto, com base em informações atualizadas.

Reequilíbrio

Reequilibrar o seu portfólio requer a mesma combinação de bom senso e diretrizes que ditam a gestão geral dos riscos. Você deve sempre estar pronto para ajustar o seu portfólio de acordo com os novos dados da empresa e do mercado, bem como com os limites de exposição, os limites de perdas e a realização de lucros.

Vamos examinar um cenário ilustrativo em que cuidados de saúde representam 20% de seu portfólio como um todo. Nos próximos três anos, as suas posições em cuidados de saúde aumentarão 100%, enquanto o portfólio restante permanecerá estável. Como resultado, agora a sua exposição a cuidados de saúde é de 33%. O reequilíbrio rigoroso determinaria que você repensasse onde alocar os 13% excedentes. Claro, você também pode decidir que esse item, de cuidados de saúde, é o melhor lugar para essa exposição, e ficar acima do peso.

Em outro cenário, você obtém lucro em uma grande posição e se encontra com *dry powder*. O seu primeiro movimento pode ser alocar para ideias existentes de alta convicção. Alternativamente, você pode reequilibrar investindo em novas ações provenientes da sua planilha de rastreamento ou do processo de geração de ideias em andamento.

Cobertura (*hedging*)

A cobertura (*hedging*) visa mitigar o risco assumido em uma posição destinada a compensar perdas potenciais de outro investimento. O *hedge* real pode assumir várias formas, inclusive posições compensatórias de ações, opções, futuros indexados e vários tipos de derivativos. Os *hedges* podem ser usados para compensar riscos idiossincráticos de ações individuais ou do mercado como um todo.

Vamos concentrar o foco na compensação de posições das ações e no uso de opções, como *calls* ("compras") e *puts* ("vendas"). É importante notar que nem sempre é necessário fazer *hedge* e pode custar caro fazer isso. Um portfólio verdadeiramente diversificado, com uma abordagem de gestão de risco prudente, pode ser suficiente.

Pareamento

A *pair trade* ("negociação de pares") é uma forma de *hedge* em que você compra uma ação e vende uma similar que você acredita ter desempenho inferior. Normalmente, ambas as ações estão dentro do mesmo setor ou atendem aos mesmos mercados finais. Para determinada posição longa (de compra), você busca uma ação compensadora com perspectivas inferiores. O objetivo é obter lucro à medida que a posição longa supera a curta (de venda a descoberto) nos mercados em alta e em queda.

Em 2016, uma estratégia de pareamento particularmente bem-sucedida no setor de mídia consistiu em: 1) longa Time Warner

Inc. (TWX)[4], e 2) curta Viacom (VIAB). A tese estava relacionada ao direito de propriedade da TWX de programação obrigatória, inclusive HBO, CNN e direitos esportivos de longo prazo, bem como o estúdio da Warner Brothers. A proliferação do vídeo online também criava mais compradores para o conteúdo da TWX. Enquanto isso, a VIAB experimentava quedas acima da média de assinantes, classificações mais baixas e receitas de publicidade decrescentes.

Essa negociação de pares foi bem-sucedida com o desempenho superior da TWX, por fim, atraindo uma oferta de aquisição da AT&T. Conforme o Quadro 5.8 mostra, US$ 1 investido em TWX no final de 2015 cresceu para US$ 1,50 no final de 2016. Ao mesmo tempo, US$ 1 investido em VIAB diminuiu para US$ 0,85, gerando *alfa*[5] significativo em ambos os lados da negociação. Um investidor que comprasse US$ 1 de TWX e vendesse US$ 1 de VIAB lucraria US$ 0,65 na negociação combinada.

Quadro 5.8 Investimento de US$ 1 em TWX contra VIAB em 2016

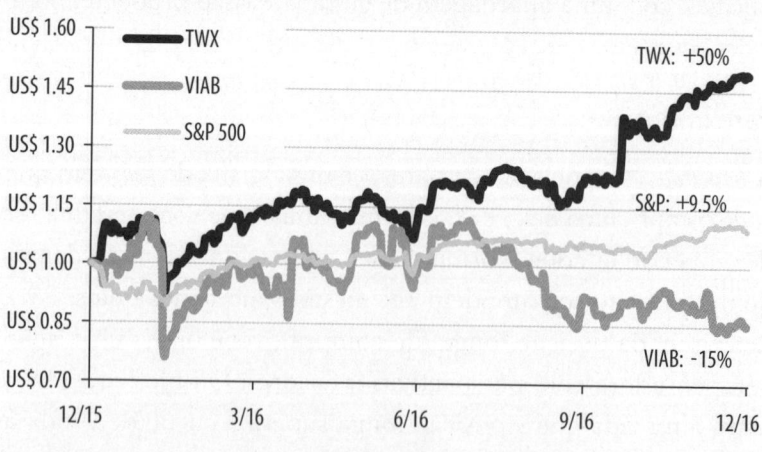

4 Não confundir com a Time Warner Cable.
5 Excesso de retorno sobre um *benchmark* de mercado, como o S&P 500.

220   A fórmula mágica para investir como um profissional

Opções

As opções fornecem a capacidade contratual de comprar ou vender uma ação a um preço definido em uma data predeterminada. A opção de compra (*call*) fornece o direito de comprar uma ação a um preço definido (*strike price*, ou "preço de exercício") até uma data de vencimento definida. A opção de venda (*put*) fornece o direito de vender a um preço definido em uma data definida. Um *hedge* típico baseado em opções consiste em comprar uma opção de venda (*put*) como proteção contra possível declínio de uma posição longa (comprada).

Por exemplo, você possui uma ação que está sendo negociada a US$ 50, mas acredita que existe risco de queda em curto prazo. Digamos que você compre uma *put* (opção de venda) por US$ 1,[6] com preço de exercício de US$ 50. Caso o preço da ação caia para US$ 40, você pode vender as suas ações a US$ 50 e obter lucro de US$ 9 (US$ 50 preço de exercício *menos* US$ 40 *menos* US$ 1 prêmio). Se a ação permanecer acima de US$ 50 até a data de vencimento, você perderá apenas o prêmio de US$ 1.

As opções também podem ser usadas para expressar uma posição longa sem correr muito risco. Por exemplo, vamos supor que uma ação esteja sendo negociada a US$ 50 e que você acredita que possa subir para US$ 60 nos próximos três meses, devido a um catalisador pendente. No entanto, se o catalisador não se materializar, existe o risco de a ação cair para US$ 40.

Em vez de comprar as ações por US$ 50 e arriscar 20% de desvantagem, vamos supor que você possa comprar uma opção de compra (*call*) de três meses, com preço de exercício de US$

---

6 O preço de uma opção de *call or put*, ou de compra ou venda ("premium"), normalmente é determinado de acordo com o modelo Black-Scholes e depende de várias entradas, principalmente preço de exercício, data de vencimento e volatilidade das ações subjacentes.

50 pelo prêmio de US$ 1. Neste cenário, se as ações caírem para US$ 40, você simplesmente perde o US$ 1. Enquanto isso, se as ações subirem para US$ 60, você tem a opção de comprar a ação a US$ 50, e obter um lucro de US$ 9 (US$ 60 *menos* o preço de exercício de US$ 50 *menos* o prêmio de US$ 1).

Teste de estresse

O teste de estresse é usado para analisar o desempenho hipotético em vários cenários ou "estresses". Por exemplo, você pode testar os efeitos de movimentos significativos de dólar, preço do petróleo ou taxas de juros em suas participações.

Idealmente, durante a fase de construção do portfólio, você identificou as principais exposições para as ações individuais e o portfólio como um todo. Por exemplo, você deve saber qual porcentagem dos lucros de cada empresa está exposta ao setor de energia. Você pode então sensibilizar o quanto determinado movimento percentual nos preços do petróleo pode afetar o EPS e o preço das ações. Realizamos esse exercício para as vendas e o EBITDA da Delphi no Quadro 3.7, com relação aos volumes de produção automotiva, euro, cobre e petróleo.

Uma abordagem simples para calcular o impacto do preço das ações manteria o múltiplo da P/E estável (ou, mais provavelmente, assumiria contração) e o multiplicaria pelo EPS proforma. Esse exercício é realizado para todas as ações individuais e, em seguida, agregado em nível de portfólio, para determinar cenários de baixa.

O teste de estresse deve ser guiado por antecedentes históricos. Para o exemplo do preço do petróleo, você deve testar todo o caminho até as (e potencialmente através das) mínimas históricas. Você também deve examinar o desempenho histórico do preço das ações da empresa em determinados limites de preço do petróleo. O teste de estresse de portfólio baseado em outros fatores (por exemplo: taxas de câmbio ou de juros) deve ser regido por princípios semelhantes.

Avaliação de desempenho

Você precisa ser capaz de medir o seu sucesso. Normalmente, os profissionais comparam o desempenho deles com um índice, como o S&P 500 ou o MSCI World. Outros fazem referência a um índice mais específico ou personalizado, de acordo com a estratégia de investimento.

A capacidade de medir o sucesso requer um sistema que acompanhe o desempenho em vários intervalos, por exemplo, diária, mensal, trimestral ou anualmente. Investidores com histórico mais longo também comparam o desempenho de acordo com isso, por exemplo, três, cinco, dez anos, e desde o início (veja o Quadro 5.9). Em última análise, o seu sucesso será julgado pelo desempenho contra os seus objetivos de investimento e os seus *benchmarks*.

Quando analisar os resultados contra os *benchmarks*, procure isolar os principais fatores para o desempenho superior ou inferior. Isso ajuda a identificar estratégias vencedoras e perdedoras. Você pode, então, reequilibrar o seu portfólio conforme a necessidade, em relação a ações individuais, setores ou temas de investimento. Por exemplo, você pode descobrir que as suas escolhas de situação de recuperação foram vencedoras consistentes, e com excesso de peso no futuro. Ou talvez você não tenha tido um desempenho tão bom em cuidados de saúde quanto em tecnologia, e decida mudar a esse respeito.

O sucesso a longo prazo requer disciplina séria e aderência ao básico, junto com adaptabilidade. A complacência é o inimigo. Só porque algo funcionou por um trimestre, um ano, ou até mais, não significa que funcionará para sempre.

No caso de um desempenho inferior sustentado, você precisa fazer uma pausa e dar um passo para trás. O que não está funcionando e por quê? Revisite como um todo a sua estratégia de portfólio e os procedimentos de gestão de risco. Resumindo, volte para o primeiro passo, teste novamente e reconstrua sistematicamente o portfólio. A sua análise pode realmente descobrir que o portfólio existente é sólido, com desempenho reprimido significativo. Nesse caso, talvez a melhor estratégia seja em grande parte manter o curso.

Essa mesma abordagem introspectiva se aplica a ações individuais. Ao sair de uma posição, observe como foi o desempenho da ação contra a sua tese original. Isso envolve a avaliação honesta do que deu errado e do que deu certo. Seguir esta abordagem disciplinada levará ao sucesso em investimentos futuros. Erros passados podem ser evitados, e fórmulas vencedoras podem ser replicadas.

Quadro 5.9 Desempenho histórico ilustrativo: Fundo contra S&P500

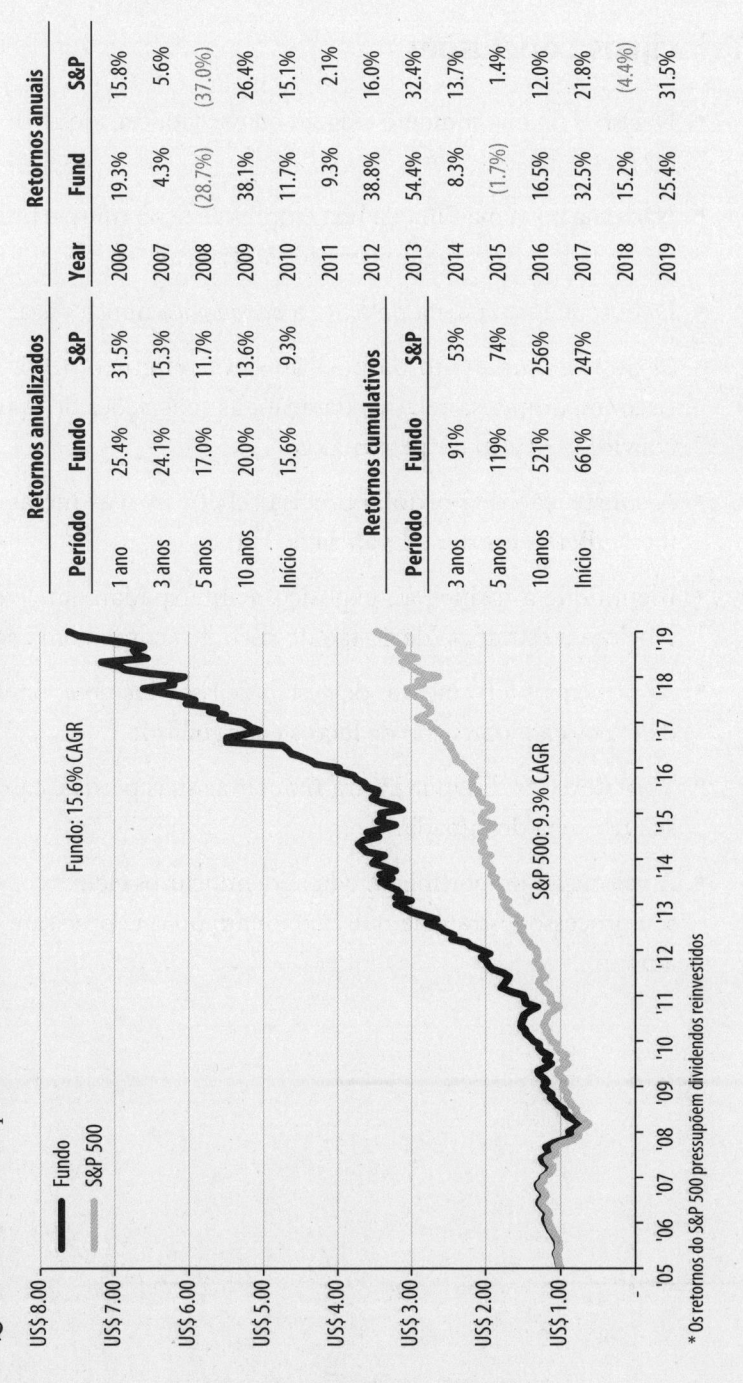

Legenda: Fundo — S&P 500

Fundo: 15.6% CAGR

S&P 500: 9.3% CAGR

Retornos anualizados

Período	Fundo	S&P
1 ano	25.4%	31.5%
3 anos	24.1%	15.3%
5 anos	17.0%	11.7%
10 anos	20.0%	13.6%
Início	15.6%	9.3%

Retornos cumulativos

Período	Fundo	S&P
3 anos	91%	53%
5 anos	119%	74%
10 anos	521%	256%
Início	661%	247%

Retornos anuais

Year	Fund	S&P
2006	19.3%	15.8%
2007	4.3%	5.6%
2008	(28.7%)	(37.0%)
2009	38.1%	26.4%
2010	11.7%	15.1%
2011	9.3%	2.1%
2012	38.8%	16.0%
2013	54.4%	32.4%
2014	8.3%	13.7%
2015	(1.7%)	1.4%
2016	16.5%	12.0%
2017	32.5%	21.8%
2018	15.2%	(4.4%)
2019	25.4%	31.5%

* Os retornos do S&P 500 pressupõem dividendos reinvestidos

Principais conclusões

- Decisões de investimento exigem convicção: certifique-se de ter feito a lição de casa.

- Não caia na armadilha da boa empresa e ação ruim: o preço de entrada e o momento correto são cruciais.

- Depois de iniciar uma posição, a *due diligence* nunca para.

- O dimensionamento da posição deve refletir o perfil de risco/recompensa relativo da ação: as suas ações de maior convicção devem ter peso maior.

- A construção do portfólio precisa refletir as suas metas de investimento e a sua tolerância ao risco.

- Identifique as principais exposições antecipadamente e estabeleça a estratégia de gestão de risco de acordo com isso.

- As principais ferramentas de gestão de risco incluem: limites de exposição, obtenção de lucros e reequilíbrio.

- Você deve ter disciplina para reduzir as suas perdas, caso a sua tese seja derrubada.

- A valoração do portfólio ajuda a identificar os elementos do seu processo/estratégia que funcionam ou que precisam de ajuda.

Post mortem: Delphi Automotive

Ao longo do livro, usamos a Delphi Automotive como estudo de caso para ilustrar como o nosso processo de cinco passos pode ser empregado para obter a *due diligence*, valor e – por fim – para fazer a gestão das posições das ações. Levamos você de volta no tempo até a decisão dos investidores em novembro de 2011, quando a Delphi estava abrindo seu capital.

Em seguida, mostramos o tremendo sucesso dos anos seguintes, que culminaram na cisão (*spin-off*) de dezembro de 2017. Durante esse período, os investidores foram recompensados com um retorno de quase cinco vezes. Em comparação, no mesmo período, os pares fornecedores automotivos e o S&P 500 praticamente dobraram (veja o Quadro PM.1).

Quadro PM.1 Preço das ações da Delphi contra as de fornecedores automotivos e S&P 500

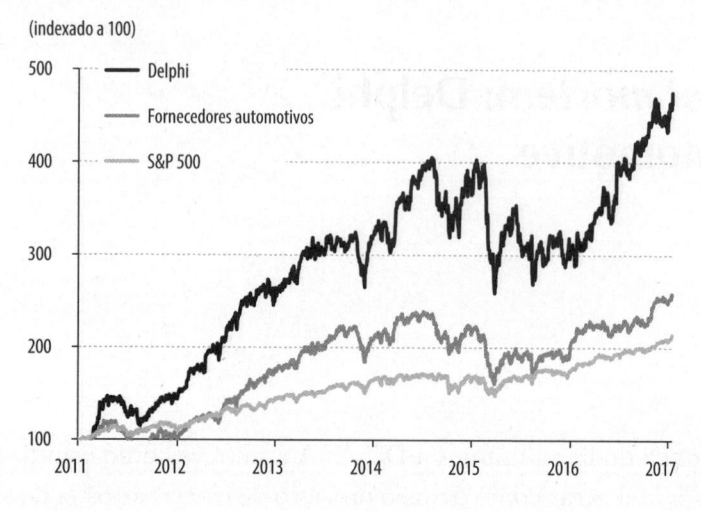

(indexado a 100)

A tomada de decisão de investimento da Delphi na IPO foi relacionada a vários fatores, talvez mais bem resumidos pela oportunidade de comprar crescimento sazonal a preço cíclico. A recuperação do mercado automobilístico global estava em seus estágios iniciais, e a Delphi tinha uma história secular poderosa, centrada no conceito de "segura, verde e conectada", e ainda com uma oportunidade de crescimento atraente na China. Tudo isso foi apoiado por uma pegada global de melhor custo, por uma diretoria e equipe de gestão altamente ativas, orientadas para criar valor aos acionistas. Isso deu oportunidade para vários catalisadores, principalmente superação de estimativas de lucros, recompras de ações e fusões e aquisições com aumento de valor.

Como o desempenho do preço das ações demonstra claramente, as sementes da tese central foram firmemente plantadas nos anos anteriores a dezembro de 2017, quando a Delphi Automotive se dividiu em duas empresas separadas, Aptiv (APTV) e Delphi Technologies (DLPH). Na época, o EPS aumentou de aproximadamente US$ 3,25 na IPO para US$ 6,75. A trilha do múltiplo da P/E também expandiu de aproximadamente 6,75 vezes para 15,5 vezes no momento da cisão (vejo Quadro PM.2).

Quadro PM.2 Progressão da valoração da Delphi da IPO até a cisão

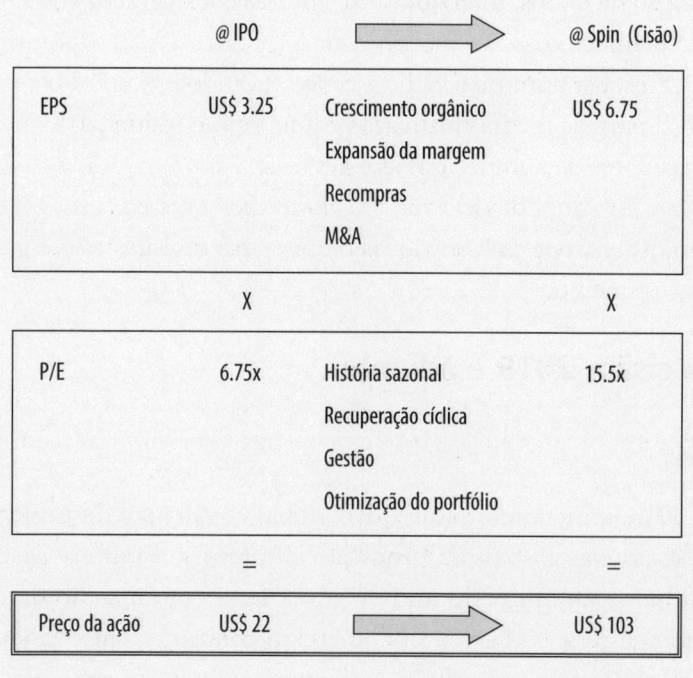

Ao mesmo tempo, a operação de cisão representou um evento natural de arremate para a reavaliação da tese de investimento. Em primeiro lugar, qualquer cisão merece uma análise *de novo*, considerando que existem duas novas empresas com estratégias, equipes de gestão e modelos de negócios distintos. Isso foi particularmente relevante aqui, considerando o posicionamento da Aptiv como um jogo puro de tecnologia automotiva premium, construída em torno de negócios de ponta em segurança ativa, *infotainment*, arquitetura elétrica e direção autônoma. Enquanto isso, a Delphi Technologies representava um jogo puro de um fornecedor automotivo de propulsão, cuja fortuna estava fortemente ligada sobretudo ao mix global de motores de propulsão. De fato, eram duas teses de investimento muito diferentes...

Além do mais, a ascensão meteórica da Delphi, de US$ 22 para mais de US$ 100, nos seis anos anteriores, significava que a obtenção de lucros, o reequilíbrio e outras considerações de saída eram primordiais. De acordo com o Quadro PM.2, o múltiplo da P/E estava num pico cíclico, representando um prêmio considerável para as médias históricas e um prêmio sólido para outros fornecedores de autopeças. Acrescente-se a isso um ciclo automotivo em fase final de declínio e o ritmo crescente das tensões comerciais; então, existiam várias razões para revisitar a tese geral de investimento.

Pós-cisão, 2019 e adiante...

Setor

Em 2018, o mercado automotivo global começou a desacelerar. As estimativas globais da produção automotiva foram revisadas para baixo ao longo do ano devido a uma combinação de demanda enfraquecida, ventos comerciais contrários entre Estados Unidos/China e novos padrões europeus de teste de emissões. As commodities e as moedas também prejudicaram o desempenho financeiro das empresas automotivas. No final do ano, a produção automotiva tinha caído 1,0% a/a, e havia um consenso prevendo outro ano de queda em 2019.

As ações automotivas foram afetadas pela queda de mais de 20% do fornecedor médio em 2018. Em todo o setor, as estimativas de vendas e lucros foram orientadas para baixo ao longo do ano, e os múltiplos contraíram, criando um duplo golpe para os preços das ações.

O ano de 2019 provou ser mais turbulento do que inicialmente se esperava, pois as estimativas de produção automotiva continuaram a cair, encolhendo quase 6% contra 2018. Os maiores culpados continuaram sendo a fraqueza da China, os ventos contrários no comércio e as revisões negativas na Europa e na América do Norte, inclusive o impacto da greve na General Motors.

No geral, 2019 foi em grande parte um conto de fadas para quem tinha e um conto do vigário para quem não tinha ações automotivas. As empresas vinculadas a fortes oportunidades seculares tiveram desempenho superior, e as consideradas mais suscetíveis a pressões "macro" continuaram a sofrer.

A seguir, discutimos como o período de 2018 a 2019 se desenrolou para ambas as empresas sucessoras da Delphi Automotive, a Aptiv e a Delphi Technologies.

Aptiv (empresa-mãe)

Depois da transação da cisão, a Aptiv começou 2018 em alta. Ressoou entre os investidores sua história de crescimento sazonal no nexo da conectividade automotiva, da eletrificação, da segurança e da direção autônoma. O desempenho da empresa foi forte, destacando-se de outros *players* automotivos em luta com os ventos contrários descritos acima. A Aptiv realmente aumentou a orientação no primeiro e no segundo trimestres de 18, Q1'18 e Q2'18. Em meados de junho, as ações tinham subido mais de 20%.

No outono, porém, o sentimento negativo em torno das ações automotivas se intensificou, e nem mesmo o forte desempenho e a história atraente da Aptiv conseguiram combater a trama. No terceiro trimestre de 2018, Q3'18, a Aptiv apresentou crescimento orgânico de receita de 9% a/a, representando um delta de 12% contra volumes de produção que caíram quase 3%. No entanto, a gestão orientou para um quarto trimestre de 2018, Q4'18, mais fraco, impulsionado por uma desaceleração antecipada na produção de veículos na China, embora ainda com respeitável crescimento orgânico de receita de 6%, cerca de 8% a 9% acima do mercado.

No final de 2018, o preço das ações da Aptiv tinha caído em relação ao pico de meados de junho, apesar de entregar mais do que a orientação original para todo o ano de 2018. Em nível fundamental, a forte história de crescimento sazonal da empresa permaneceu intacta, diferenciando-a de outros fornecedores automotivos, e essa história foi recompensada em 2019...

Apesar dos ventos contrários "macro" mais amplos, a Aptiv se estabeleceu como a "queridinha" do mercado de ações em 2019. Investidores ESG (ambientais, sociais e de governança) e temáticos se interessaram pelo agora comprovado portfólio sazonal da Aptiv e pelo melhor desempenho no ciclo; então, a Aptiv se tornou uma das ações automotivas mais amplamente detidas. No final de um primeiro semestre de 2019, H1'19, agitado, a empresa realizou um "dia do investidor" bem recebido, em que a gestão confirmou seu crescimento sustentável de longo prazo e as metas de lucro, além de uma visão atraente que se estendeu até meados da década seguinte. Os fortes resultados do segundo trimestre de 19, Q2'19, deram mais credibilidade à história, já que vários pares industriais e automotivos se debatiam.

Então, em setembro de 2019, a Aptiv anunciou a formação de uma nova *joint venture* com a Hyundai, centrada na entrega de sua tecnologia de direção autônoma em veículos prontos para produção. A reputação da Aptiv para transações de portfólio de valor agregado, junto com seu posicionamento Auto 2.0, consolidou ainda mais o seu status. No final do ano, a Aptiv estava sendo negociada a US$ 95 por ação, não muito longe do preço pré-*spin* de US$ 103 das ações de toda a Delphi Automotive, superando todos os concorrentes automotivos dos Estados Unidos, e mais do que compensando o terreno perdido no quarto trimestre de 2018, Q4'18.

Delphi Technologies (cisão)

Para a Delphi Technologies, também conhecida como o negócio legado de sistemas de propulsão, os ventos "macro" contrários foram mais pronunciados. Fatores negativos mistos, relacionados ao portfólio de produtos da Delphi Technologies e à exposição geográfica, pesaram no desempenho. Quedas nos volumes de motores a diesel, cronogramas de produção mais lentos, devido aos novos padrões europeus de testagem de emissões, e uma desaceleração abrupta no mercado local da China prejudicaram a Delphi Technologies desproporcionalmente, mais do que os pares.

Para agravar o exposto, existiam algumas feridas autoinfligidas relacionadas à execução, orientação e comunicação com o mercado. Depois de inicialmente aumentar as estimativas após o primeiro trimestre de 2018, *post*-Q1'18, a gestão orientou os dois trimestres seguintes. Sem surpresa, essa (des)orientação exacerbou a reação negativa dos investidores.

Talvez o mais prejudicial tenha sido o anúncio da empresa de 5 de outubro de 2018, um verdadeiro momento de risco em dobro. Além de divulgar que o CEO[1] tinha saído abruptamente, a Delphi Technologies reduziu drasticamente as suas perspectivas para o ano de 2018. As ações caíram quase 13% só naquele dia.

Em 7 de novembro de 2018, o anúncio de lucros da empresa do terceiro trimestre de 2018, Q3'18, pouco serviu para apaziguar os investidores, já que a gestão deu uma perspectiva decepcionante para 2019. No final de 2018, as ações caíram vertiginosamente, em função do lucro abaixo do esperado e da contração múltipla significativa.

Como o mercado antecipou, 2019 foi em grande parte uma continuação de 2018 para a Delphi Technologies. A empresa começou o ano suspendendo os dividendos, e os investidores

---

1 O CEO da Delphi Technologies tinha vindo junto com a aquisição da MLV e não fazia parte da equipe de gestão pré-IPO.

questionaram a capacidade dela de realizar a gestão por meio de uma exposição desfavorável de OEM na China, num cenário "macro" instável. Além disso, a rentabilidade foi questionada, pois a Delphi Technologies buscava fazer a transição de seus produtos de motores a combustão interna legados para uma nova geração de produtos, inclusive aqueles para veículos elétricos.

No entanto, no final do ano de 2019, o foco da nova liderança era a execução de uma estratégia de "autoajuda", baseada em uma reestruturação interna multifacetada. O novo plano estava centrado no rigor operacional, inclusive com uma área de engenharia de tamanho justo, melhor prontidão no lançamento e redução de SG&A, além de crescimento de dois dígitos nas principais linhas de produtos. Tanto a empresa como o mercado viram 2020 como um importante ano de transição para começar a entrega dessas iniciativas.

Então, em janeiro de 2020, a concorrente BorgWarner anunciou um acordo para adquirir a empresa por US$ 3,3 bilhões, o que se traduziu em US$ 17,39 por ação. No anúncio do negócio, isso representava um prêmio de mais de 75% em relação ao preço das ações pré-acordo com a Delphi Technologies. A empresa combinada teria produtos complementares e um portfólio mais completo em componentes tradicionais para motores de combustão interna, além de recursos aprimorados de componentes para veículos elétricos.

Conforme a nossa discussão no quinto passo, as trajetórias pós-*spin*, tanto da Aptiv com da Delphi Technologies, são importantes estudos de caso para a gestão de risco adequada. A cisão em dezembro de 2017 marcou um claro ponto de inflexão para o investimento original da Delphi Automotive, que exigiu uma reavaliação da linha de base. O monitoramento rigoroso da posição, o dimensionamento cuidadoso, a retestagem constante da tese de investimento, a obtenção de lucros oportuna e paciência são essenciais para gerar retornos de investimento em grande escala.

Bibliografia e leitura recomendada

Batnick, Michael. *Big Mistakes: The Best Investors and Their Worst Investments*. Hoboken: John Wiley & Sons, 2018.

Berntsen, Erik Serrano; e John Thompson. *A Guide to Starting Your Hedge Fund*. Hoboken: John Wiley & Sons, 2015.

Bruner, Robert F. *Applied Mergers and Acquisitions*. Hoboken, NJ: John Wiley & Sons, 2004.

Benello, Allen C.; van Biema, Michael; e Carlisle, Tobias E. *Concentrated Investing: Strategies of the World's Greatest Concentrated Value Investors*. Hoboken: John Wiley & Sons, 2016.

Damodaran, Aswath. *Investment Valuation: Tools and Techniques for Determining the Value of Any Asset*. 3ª ed. New York: John Wiley & Sons, 2012.

Dreman, David. *Contrarian Investment Strategies: The Psychological Edge*. New York: Free Press/Simon & Schuster, 2012.

Klarman, Seth. *Margin of Safety: Risk-Averse Value Investing Strategies for the Thoughtful Investor*. New York: HarperCollins, 1991.

Graham, Benjamin. *The Intelligent Investor: The Definitive Book on Value Investing*. Ed. revisada. New York: HarperBusiness, 2006.

Graham, Benjamin; e Meredith, Spencer B. *The Interpretation of Financial Statements*. New York: HarperBusiness, 1998.

Graham, Benjamin; e Dodd, David L. *Security Analysis*. 6ª ed. New York: McGraw-Hill Education, 2008.

Greenblatt, Joel. *The Little Book that Still Beats the Market*. Hoboken: John Wiley & Sons, 2010.

Greenblatt, Joel. *You Can Be a Stock Market Genius: Uncover the Secret Hiding Places of Stock Market Profits*. New York: Fireside/Simon & Schuster, 1997.

Greenwald, Bruce C. N.; Kah, Judd; Sonkin, Paul D; e van Biema, Michael. *Value Investing: From Graham to Buffett and Beyond*. Hoboken: John Wiley & Sons, 2001.

Koller, Tim; Dobbs, Richard; e Huyett, Bill. *Value: The Four Cornerstones of Corporate Finance*. Hoboken: John Wiley & Sons, 2010.

Koller, Tim; Goedhart, Marc; e Wessels, David. *Valuation: Measuring and Managing the Value of Companies*. 6ª ed. Hoboken: John Wiley & Sons, 2015.

Lefèvre, Edwin. *Reminiscences of a Stock Operator*. Hoboken: John Wiley & Sons, 2007.

Leibowitz, Martin L.; Emrich, Simon; e Bova, Anthony. *Modern Portfolio Management: Active Long/Short 130/30 Equity Strategies*. Hoboken: John Wiley & Sons, 2009.

Lynch, Peter; e Rothchild, John. *Beating the Street*. New York: Simon & Schuster, 1994.

Heins, John; e Tilson; Whitney. *The Art of Value Investing: How the World's Best Investors Beat the Market*. Hoboken: John Wiley & Sons, 2013.

Marks, Howard. *The Most Important Thing Illuminated: Uncommon Sense for the Thoughtful Investor*. New York: Columbia University Press, 2013.

Marks, Howard. *Mastering the Market Cycle: Getting the Odds on Your Side*. New York: Houghton Mifflin Harcourt, 2018.

Mihaljevic, John. *The Manual of Ideas: The Proven Framework for Finding the Best Value Investments*. Hoboken: John Wiley & Sons, 2013.

Moyer, Stephen. *Distressed Debt Analysis: Strategies for Speculative Investors*. Plantation: J. Ross Publishing, 2004.

Montier, James. *Value Investing: Tools and Techniques for Intelligent Investment*. Hoboken: John Wiley & Sons, 2009.

Nesvold, Peter H.; Nesvold, Elizabeth B.; e Lajoux, Alexandra R. *Art of M&A Valuation and Modeling: A Guide to Corporate Valuation*. New York: McGraw-Hill Education, 2015.

O'Shaughnessy, James P. *What Works on Wall Street: The Classic Guide to the Best-Performing Investment Strategies of All Time*. 4ª ed. New York: McGraw-Hill Education, 2011.

Porter, Michael E. *Competitive Advantage: Creating and Sustaining Superior Performance*. New York: Free Press/Simon & Schuster, 1998.

Pratt, Shannon P.; e Grabowski, Roger J. *Cost of Capital: Estimation and Applications*. 5ª ed. Hoboken: John Wiley & Sons, 2014.

Reed, Stanley F.; Lajoux, Alexandra; e Nesvold, H. Peter. *The Art of M&A: A Merger Acquisition Buyout Guide*. 4ª ed. New York: McGraw-Hill, 2007.

Rittenhouse, L. J. *Investing Between the Lines: How to Make Smarter Decisions by Decoding CEO Communications*. New York: McGraw-Hill, 2013.

Rosenbaum, Joshua; e Pearl, Joshua. *Investment Banking: Valuation, LBOs, M&A, and IPOs*. 3ª ed. Hoboken: John Wiley & Sons, 2020.

Salter, Malcolm S.; e Rosenbaum, Joshua N. *OAO Yukos Oil Company*. Boston: Harvard Business School Publishing, 2001.

Scaramucci, Anthony. *The Little Book of Hedge Funds: What You Need to Know About Hedge Funds but the Managers Won't Tell You*. Hoboken: John Wiley & Sons, 2012.

Schwager, Jack D. *Market Wizards: Interviews with Top Traders*. Hoboken: John Wiley & Sons, 2012.

Seides, Tim. *So You Want to Start a Hedge Fund: Lessons for Managers and Allocators*. Hoboken: John Wiley & Sons, 2016.

Shearn, Michael. *The Investment Checklist: The Art of In-Depth Research.* Hoboken: John Wiley & Sons, 2011.

Sonkin, Paul D.; e Johnson, Paul. *Pitch the Perfect Investment: The Essential Guide to Winning on Wall Street.* Hoboken: John Wiley & Sons, 2017.

Staley, Kathryn F. *The Art of Short Selling.* Hoboken: John Wiley & Sons, 2007.

Swensen, David F. *Pioneering Portfolio Management: An Unconventional Approach to Institutional Investment.* New York: Free Press/Simon & Schuster, 2009.

Tracy, John A.; e Tracy, Tage. *How to Read a Financial Report: Wringing Vital Signs Out of the Numbers.* 8ª ed. Hoboken: John Wiley & Sons, 2014.

Valentine, James. *Best Practices for Equity Research Analysts: Essentials for Buy-Side and Sell-Side Analysts.* New York: McGraw-Hill, 2011.

Whitman, Martin J. *Value Investing: A Balanced Approach.* Hoboken: John Wiley & Sons, 2000.

Whitman, Martin J.; e Diz, Fernando. *Distress Investing: Principles and Technique.* Hoboken: John Wiley & Sons, 2009.

Whitman, Martin J.; e Diz, Fernando. *Modern Security Analysis: Understanding Wall Street Fundamentals.* Hoboken: John Wiley & Sons, 2013.

Glossário de siglas

Site de consulta para a tradução: https://www.investopedia.com/

ADV	Average Daily Volume (Volume diário médio)
ARPU	Monthly Average Revenue per User (Faturamento médio mensal por usuário)
ASP	Average Sales Price (Preço médio das vendas)
AUM	Assets Under Management (Ativos sob gestão)
BCCs	Best-Cost Countries (Países de melhor custo)
bps	Basis points (pontos-base)
BuyerCo	(Empresa compradora)
CAGR	Compound Annual Growth Rate (Taxa de crescimento anual composta)
Capex	Capital Expenditure (Despesas de capital)
CAPM	Capital Asset Pricing Model (Modelo de precificação de ativos de capital)
CEO	Chief Executive Officer (Diretor-presidente ou diretor-executivo)

CFA	Chartered Financial Analyst (Analista financeiro credenciado)
CFIUS	Committee on Foreign Investment in the United States (Comitê Sobre Investimentos Estrangeiros nos Estados Unidos)
CIO	Chief Information Officer (Diretor-executivo de informática)
CoC	Cash-on-Cash (Dinheiro em espécie)
COGS	Cost Of Goods Sold (Custo dos produtos vendidos)
DCF	Discounted Cash Flow (Fluxo de caixa descontado)
D&A	Depreciation & Amortization (Depreciação e amortização)
DIH	Days Inventory Held (Inventário de dias retidos)
DivestCo	(Empresa alienada)
DO	Department of Justice (Departamento de Justiça)
DPO	Days Payable Outstanding (Dias a pagar pendentes)
DSO	Days Sales Outstanding (Dias de vendas pendentes)
EBIAT	Earnings Before Interest After Taxes (Lucro antes de juros após impostos)
EBIT	Earnings Before Interest and Taxes (Lucro antes de juros e impostos)
EBITDA	Earnings Before Interest, Taxes, Depreciation, and amortization (Lucro antes de juros, impostos, depreciação e amortização)
EBITDAR	EBITDA + Rent (EBITDA + Aluguel)

E&P	Exploration and Production of oil & gas (Empresas de exploração e produção de petróleo e gás)
EGCs	Emerging Growth Companies (Empresas de crescimento emergente)
EMM	Exit Multiple Method (Método de múltiplo de saída)
EPA	Environmental Protection Agency (Agência de Proteção Ambiental)
EPS	Earning Per Share (Lucro por ação)
ESG	Environmental, Social, and Governance (Ambientais, sociais e de governança)
ETF	Exchange-Traded Fund (Fundo negociado em bolsa)
EV	Enterprise Value (Valor da empresa)
FAANG	Grupo de ações coletivamente conhecidas como FAANG: Facebook (FB), Amazon (AMZN), Apple (AAPL), Netflix (NFLX) e Google/Alphabet (GOOG),
FCF	Free Cash Flow (Fluxo de caixa livre)
FCF/S	FCF/S-to-Share Price, FCF Yield (Preço da ação para fluxo de caixa livre por ação, ou rendimento do FCF ou rendimento do fluxo de caixa livre)
FFO	Funds From Operations (Fundos de Operações)
FX	Foreign Exchange (Taxas de câmbio de moedas estrangeiras)
FY'	For the Year of (Para o ano de…)
GARP	Growth at a Reasonable Price (Crescimento a preço razoável)
H1'19	first Half of the year 2019 (Primeiro semestre do ano de 2019)

IPO	Initial Public Offering (Oferta pública inicial)
IR	Investor Relations (Relações com investidores)
IRR	Internal Rate of Return (Taxa interna de retorno)
LBOs	Leverager buyouts (Compras alavancadas)
LP	Limited Partnership (Parceria limitada ou Sociedade em comandita)
M&A	Mergers & Acquisitions (Fusões e aquisições)
MBA	Master of Business Administration (Mestrado em Gestão de Negócios)
MD&A	Management's Discussion and Analysis (Discussão e análise da gestão)
NAV	Net Asset Value (Valor patrimonial líquido)
NM	Not Meaningful (Não significativo)
NOLs	Net Operating Losses (Perdas operacionais líquidas)
NOPAT	Net Operating Profit After Taxes (Lucro operacional líquido após impostos)
NWC	Net Working Capital (Capital de giro líquido)
OEMs	Original Equipment Manufacturers (Fabricantes de equipamentos originais)
OPEB	Other Post-Employment Benefits (Outros benefícios pós-emprego)
OTC	Over-The-Counter market (Mercado de balcão)
ParentCo	(Empresa-mãe)

P/FCF	P/FCF (Preço por fundo de caixa livre) P/FCF per share (Price-to-Free Cash Flow) P/FCF por ação (Preço para fluxo de caixa livre por ação)
PF	Pro Forma (Proforma)
PF EPS	EPS PF ou EPS Proforma
P/E	Price-to-Earnings (P/L, relação preço-lucro)
PE	Private Equity (Capital privado)
PEG	P/E-to Growth Ratio (P/L em relação à taxa de crescimento
PP&E	Property, Plant and Equipment (Propriedades ou bens, plantas e equipamentos)
PT	Price Target (Preço-alvo ou meta de preço)
PV	Present Value (Valor presente)
Q1' Q2' Q3' Q4'	Quarterly' (Para/do [1º 2º 3º 4º] trimestre do ano de…)
REITs	Real Estate Investment Trusts (Fundos de investimento imobiliário)
R&D	Research and Development (P&D – Pesquisa e desenvolvimento)
ROIC	Return On Invested Capital (Retorno sobre o capital investido)
RoW	Rest of the World (Resto do mundo)
SAAR	Seasonally Adjusted Annual Rate (Taxa anual ajustada sazonalmente)
SEC	Securities and Exchange Commission (Comissão de Valores Mobiliários)
SG&A	Selling, General & Administrative Expense (Despesas gerais, administrativas e de vendas)

SOTP	Sum-Of-The-Parts (Soma das partes)
SpinCo	(Cisão)
TargetCo	(Empresa-alvo)
TMT	Tech, Media & Telecom (Tecnologia, mídia e telecomunicações)
UAW	United Auto Workers (Sindicato dos Trabalhadores da Indústria Automotiva)
VC	Venture Capital (Capital de risco)
WACC	Weighted Average Cost of Capital (Custo médio ponderado do capital)
YTD	Year-To-Date (Dados acumulados no ano)

Sobre os autores

Por favor, sinta-se à vontade para entrar em contato com JOSHUA PEARL e JOSHUA ROSENBAUM para quaisquer perguntas, comentários ou sugestões para as edições futuras em: josh@investinglikethepros.com.

JOSHUA PEARL, AUTOR, atua como diretor administrativo da Brahman Capital, uma empresa de gestão de ativos de ações longas/curtas. Ele concentra seu foco em investimentos de capital aberto e situações especiais, utilizando uma abordagem baseada em fundamentos. Anteriormente, Joshua estruturou financiamentos de alto rendimento, aquisições alavancadas e reestruturações como diretor do UBS Banco de Investimentos. Antes do UBS, ele trabalhou na Moelis & Company e no Deutsche Bank. Obteve seu bacharelado em negócios pela Escola de Negócios Kelley da Universidade de Indiana. Também é coautor de *Investment Banking: Valuation, LBOs, M&A and IPOs*.

JOSHUA ROSENBAUM, AUTOR, é diretor administrativo e chefe do Grupo de Serviços Industriais e Diversificados da RBC Capital Markets. Ele idealiza, estrutura e assessora transações de fusões e aquisições, finanças corporativas e mercado de capitais. Anteriormente, trabalhou no UBS Banco de Investimentos e na

International Finance Corporation, divisão de investimentos diretos do Banco Mundial. Graduou-se em Harvard e obteve o MBA com menção honrosa na Harvard Business School. Também é coautor de *Investment Banking: Valuation, LBOs, M&A and IPOs*.

RAYMOND AZIZI, EDITOR, é gestor de portfólio da empresa Weiss Multi-Strategy Advisers, onde faz a gestão de uma carteira de ações longas/curtas. Anteriormente, trabalhou no Lehman Brothers Merchant Banking, onde seu foco era em aquisições alavancadas e investimentos de capital de crescimento. Antes de atuar com capital privado, ele trabalhou na Divisão de Investimentos Bancários do Lehman Brothers. Formou-se em administração pela Rutgers University e fez MBA pela The Wharton School da Universidade da Pensilvânia. Também contribuiu para *Investment Banking: Valuation, LBOs, M&A and IPOs*.

JOSEPH GASPARRO, EDITOR, é vice-presidente de Serviços de Capitais do Credit Suisse, onde presta consultoria em levantamentos e operações de capitais para gestores de ativos alternativos. Anteriormente, ele executou transações de M&A e mercado de capitais na Divisão de Investimentos Bancários da empresa. Antes do Credit Suisse, trabalhou na BofA Securities e no UBS. Fez a graduação em Gettysburg College e o MBA pela Rutgers Business School. Recebeu duas vezes o Prêmio de Serviço Voluntário do presidente dos Estados Unidos. Foi também editor de *Investment Banking: Valuation, LBOs, M&A and IPOs*.